モヤっとを上手に活かす多職種連携

―医療事例から紐解くレシピ集―

編

佐野　樹

星和書店

は じ め に

多職種連携モヤっと研究会

代表　佐野　樹

「え！　そうだったんですか？」

「それならそうと言ってくれれば……」

　先日，同じ患者さんを担当する精神保健福祉士から言われた言葉です。職種間のちょっとした思いのすれ違いから，めぐりめぐって患者さんに迷惑をかけてしまいました。「あぁ，しまった！」と私は頭を抱えるばかり。どうすればよかったのか，ちょうど彼女と振り返っているときです。ようやく事の全容がわかってきたのでした。

　私はココロを専門とする医師になって10年が経ちますが，いまだにこんな思いのすれ違いは日常茶飯事です。

「やっぱり『あれ？』と思ったら，きちんと確認しないとダメだね」

「面倒くさいと思ったときほど，よけいにだね」

と言っていたのに，同じような過ちをつい繰り返してしまいます。

　私の経験から言えば，「あれ？」は放っておくといつの間にか「モヤっと」になったりします。つまり，思っていることと違うことが出てきたら「あれ？」と思いますが，それはまだ矛盾レベル。本人もそれに気づかず，時の流れとともに過ぎ去っていくこともあります。それがココロのなかでひっかかりだして「やっぱりこれはなんとかしないと」になると葛藤，つまり「モヤっと」してきます。ここまでは個人のなかの現象ですね。「モヤっと」したことを飲み込むこと（いわゆる泣き寝入り）がよいかは別として，そこで我慢するなり，忘れるなりして終わることもあります。しかし，内的な葛藤は時に対立となって表面化します。ついにはどちらが正し

かったかを争う紛争，それが生きがいとなる闘争にまで発展することもあります。

　このように，「モヤっと」を連続体（スペクトラム）として捉える研究者は他にもいて，その場合，必ずしも順にレベルが上がるとも限らず，たとえば「葛藤」から「紛争」に急に進んだり，逆に「対立」から「葛藤」に戻ったりもすると指摘されています[1, 2]。もちろん，葛藤くらいで解決できればよいのですが，それがなかなかに難しく，冒頭の例のように対立として表面化してはじめて気づくことも多いでしょう。

病院では「モヤっと」が流行している

　ではなぜ職種間の「モヤっと」は起こるのでしょう。医療現場とはそもそも，感情を揺さぶられる体験の連続なのだ，と主張する人もいます[3, 4]。つまり，時間がない。それなのにどうなるか見当もつかない不確実なことは多い。現実離れした期待をかけられる。よくならない患者さんになかなか希望がもてない。ミスができず責任が増えてきて怖くなる。患者さんが亡くなったり治療効果が得られないときに，まるで自分のことのように心が痛んだり，罪の意識に苛まれてしまう，といった具合です。そのようななかで価値観も着眼点も違う多くの職種が働くのだから，対立しないほうがおかしい，というわけです。もはや職種間の「モヤっと」は，病院という地域に特有の風土病みたいなものだと言う研究者までいます[5]。風土病とは，ある一定の限定した地域に定着し流行を繰り返す病気の総称ですね。「モヤっと病」はまさに現代の病院領域で猛威を振るう流行り病というわけです。しかも，プロフェッショナルを目指せば目指すほど流行るとすれば，専門化が進むいまの時代にはより普遍性のある問題かもしれません。

　「モヤっと」は学術用語では「コンフリクト」といいます。つまり，思っていることと違うことが出てきたときにそれを本人が「すれ違い」として認識した時点で，それをコンフリクトと呼びます[1, 2]。同様の現象をテーマにした報告は世界のあちこちの国で見られ，どうも日本だけの流行

り病ではありません[6, 7]。有名なのは英国で，1988〜1995年の間において
ブリストル王立病院で心臓外科手術を受けた子どもの死亡率が高いという
事実が露呈した事件があります[8]。事態を重く見た政府は特別調査委員会
を設置し，2001年，事件の要因として専門職同士，そして専門集団間に
もコンフリクトがあったことを報告しました[8]。つまり，周術期の病棟で
専門の異なる医師から相反する指示が出て看護師が板挟みに遭ったり，あ
る部署がもう一方の了解を得ずに事を進めて対立したりしていたのです。
また，2000年にヴィクトリア・クランビアという8歳の女の子が，叔母
らによる虐待で殺害された事件も大きな注目を集めました[9]。彼女には4
つの自治体の社会サービス部，3つの住宅サービスの機関，2つの病院，2
つの警察の児童保護チーム，そして全国虐待防止協会の運営する専門機関
が関わっていましたが，殺害という最悪の事態になってしまいました。公
的に設置された調査委員会の報告では，やはり専門職や専門機関の間のコ
ンフリクトが原因として指摘されました[9]。これら2つの事件はその後，
英国の多職種連携の改革に大きな影響を与えたといわれます[10]。このよう
な国内外の潮流から見れば，現代はモヤっと病が世界的に大流行している
といえるのかもしれません。

　では，この流行り病に対する感染対策はあるのでしょうか。いやいや，
患者さんにうつるものじゃあるまいし感染対策とは違うよ，という人がい
るかもしれません。でも「モヤっと病」だって職員の間で流行っています
し，先述のように患者さんの死にさえつながることだってあるのです。そ
う，私たちが気づかないだけで。とはいえ，私もいまだかつて「モヤっと
病対策委員会」とか，「モヤっと病対策研修」というものに出会ったこと
はありません。コンフリクト・マネジメントをテーマにした研修は，最
近，目にすることも増えてきましたが，そこで扱うのは主に医療者と患者
（あるいは家族）間でのコンフリクトであって，専門職間のモヤっとでは
ありません。残念ながら，現任者が「モヤっと」の上手な解決の仕方を学
ぶ機会は少ないのが現状です。

私たちの取り組み

　こうした背景から，私は専門職間の「モヤっと」について，もっと現場で使える具体的な打開策を見つけたいと考えました。そこで 2014 年 3 月，大学で開催した多職種連携ワークショップのなかで，多職種の参加者 6 名とともに SNS グループをつくりました。その後，情報交換を行いながら，月 1 回 1 時間のオンライン勉強会も始めました。「多職種連携モヤっと研究会」の誕生です。会はまず「こんなことで，モヤっとした」という出来事を募集することから始まります。例えば本書の冒頭で紹介したようなエピソードです。「今日は私からいいですか？」とそのとき話したい人から始めます。話してはいけないことは特にありません。一応，責めず，恥じず，互いを尊重といったグラウンドルールはあります。モヤっとしたことが話されている最中にも質問は自由です。その人がどんな状況で，何をきっかけに，何を大事にしているからそう感じたのかなどを，質問したい人がしていき，みんなで話題提供者の振り返り（内省）を支援していきます。もちろん「私もこんな場面で同じように感じた」と自分の経験を話すことも OK です。

　大人の学びを研究している中原[11]によれば，こういう自由なムードのなかでの真剣な話し合いを対話（ダイアローグ）というそうです。「自由なムードのなかでのたわむれのおしゃべり」である雑談，「緊迫したムードのなかでの真剣な話し合い」である議論とは区別します。その対話で私たちは自分の経験について語ることを大切にしています。なぜならそれが経験を次に活かすことにつながるとされているからです[12]。つまり，「モヤっと」の原因は一つではなく，しかも要因同士が絡まっていることもあります。そのため，あらかじめもっていた知識や身についた考え方に基づいてパパッと解決するのが難しく，だからこそモヤっとします。ゆえに勉強会のなかでは経験を振り返るなかで，その後の行動を決めるための解釈の枠組み自体を変えていくことを目指します。「チーム医療が大事」ではなくて「そもそもチーム医療って何だっけ？」というふうに，当たり前だと信じていた前提を問い直すわけです。とはいえ，これは決して簡単なこ

とではありません。そもそもうまくいかなかったことや自分の思い込みを振り返ることも心が痛みますし，それを他者と共有するのも結構恥ずかしかったりします。ですからそれに耳を傾け，共感し，あるいは内省支援をしてくれる仲間にお互いがなっていくことや，ホッと「ゆるめる」居場所にしていくことも大事にしています[13]。

本書について

本書は，そうして互いの前提を問い直すなかで生まれた「これはあるある！」という専門職間コンフリクトと，「現場で使える！」という打開策を集めました。そのため，この本は現場で連携の壁にぶつかって「モヤっと」している病院勤めの実践者向けです。

本書の流れを簡単に説明すると，「モヤっとする問題とは何か」から始まり，前半は私たちが感じる職種の価値観，正しさ，連携しにくい人について，後半は多職種での決め方や連携の方法について，最後は「モヤっとの本当の意味」となっています。もちろん気になった章からかいつまんで読んでいただくこともできます。私自身は本書を通して，連携におけるこのモヤっとを単に「解消する」だけではなく「飼い慣らし」，さらに「活かす」という，新たな視点を示していきたいと思っています。

本書の執筆陣は2021年4月現在までにオンライン勉強会に参加してきた全国多施設の多職種です。各章の最初には，私たちが実際に話し合った「モヤっと」事例をもとに創作した架空のケースを載せています。また，こうした勉強会での成果を共有する目的で，毎年全国で開催してきた多職種連携ワークショップの内容や，そこで参加者からいただいたご意見も盛り込みました。そうすることで，入り口はやわらかくてもアカデミック，でもそんなに難しくない，堅苦しくない本となるように心がけました。なお，勉強会での議論は学びや学習コミュニティの構築を目的にしたもので，その意見は所属組織を代表するものではないことをお断りしておきます。

この本があなたの明日の連携実践に何らかのヒントを与えてくれることを祈っています。では，始めましょう！

文　献

1) Putnam, L.L. : Definitions and approaches to conflict and communication. In : (eds.), Oetzel, J.G. and Ting-Toomey, S. The Sage Handbook of Conflict Communication : Integrating Theory, Research, and Practice, 2nd ed., CA : Sage, Los Angeles, p.1-40, 2013.

2) Keltner, J.W. : The Management of Struggle. Hampton Press, Cresskill, NJ, 1994.

3) Ofri, D. : What Doctors Feel : How Emotions Affect the Practice of Medicine. Beacon Press, Boston, 2013.（堀内志奈訳：医師の感情―「平静の心」がゆれるとき―．医学書院，東京，2016.）

4) 武井麻子：感情と看護―人とのかかわりを職業とすることの意味―．医学書院，東京，2001.

5) Jameson, J.K., and Albada, K.F. : Conflict management in health care settings. In : (eds.), Oetzel, J.G. and Ting-Toomey, S. The Sage Handbook of Conflict Communication : Integrating Theory, Research, and Practice, 2nd ed., CA : Sage, Los Angeles, p.429-456, 2013.

6) Pavlakis, A., Kaitelidou, D. and Theodorou, M. : Conflict management in public hospitals : The cyprus case. Int. Nurs. Rev., 58（2）; 242-248, 2011.

7) Kaitelidou, D., Kontogianni, A., Galanis, P. et al. : Conflict management and job satisfaction in paediatric hospitals in Greece. J. Nurs. Manag., 20（4）; 571-578, 2012.

8) The Bristol Royal Infirmary Inquiry : Learning from Bristol : The Report of the Public Inquiry into Children's Heart Surgery at the Bristol Royal Infirmary 1984-1995. The Sationery Office, 2001.

9) Laming, L. : The Victoria Climbie Inquiry : Report of an Inquiry. The Sationery Office, 2003.

10) 新井利民：英国における専門職連携教育の展開．社会福祉学，48；142-152，2007.

11) 中原淳，長岡健：ダイアローグ―対話する組織―．ダイヤモンド社，東京，2009.

12) 中原淳，金井壽宏：リフレクティブ・マネージャー――一流は常に内省する―．光文社，東京，2009.

13) 村上靖彦：居場所とリズムのゆるみ．現代思想，49：86-97，2021.

Contents

第 1 章

モヤっとする複雑な問題こそ
多職種連携

佐野　樹

【事例】泣き叫ぶ直子さん

　ぬいぐるみを抱きしめ，サンダルにパジャマ。35歳とは思えない幼い装いで来院した直子さん。精神科の受診は初めてと言います。精神科医である今井先生の診察では何も話せずに泣くばかりでした。付添いの夫によれば数日前に過呼吸で倒れ，その後からふさぎ込みがちになって，本人もつらいと言うため受診したそうです。きっかけはよくわからないが，おそらく育児疲れがあるとのこと。未就学の2人の娘に手がかかり，中学生の長男もあわせて5人暮らしです。パートで介護士をしており，趣味でママさんテニスもするなどどちらかというといつもは社交的，活発な人であるようです。今井先生は本人の様子と夫の話からうつ病を疑い，即日入院としました。ところが，病棟看護師である加藤さんが直子さんを出迎えたところ，「ナオは悪い子なのぉぉ！」と病棟出入り口で突然泣き崩れ，加藤さんは唖然としてしまいました。他の患者さんも集まってきて，何事かと加藤さんを見ます。「え？　私？　私は何もしてない！」と思い，藁にもすがる思いで今井先生に電話しますが，外来中でつながりません。「何⁉　いったい，何が起こっているの。で，私はどうしたらいいの？」。加藤さんは途方にくれてしまいました（なお，これは実際の事例をもとに創作した架空のケースです）。

複雑な問題とは何か

　このような混沌とした場面は，新規の入院患者さんを受け入れる病棟では「あるある！」ではないでしょうか。情報が少ないまま，事が次々と起こるので，患者さんも私たち医療者もモヤモヤします。問題の原因が不明であるとか，わかっても複数想定されたり，それらが絡み合っていて一筋縄ではいかない場合には，それは複雑な（complex）問題と言われます[1]。私の経験から言うと，この事例も複雑な問題がありそうです。

　複雑な問題は単なる過去の繰り返しではなく，未知で予測不能な展開の続く問題として私たちの前に現れるとされます[2]。直子さんが泣き叫んだのは，看護師の加藤さんにとって思いもよらない出来事でした。また，それを解決しようにも，なぜ泣き叫ぶのかがそこにある情報からだけではよくわかりませんでした。うつ病のせいなのか，それとも夫の言うように育児疲れが原因なのか。はたまた，その夫が家庭を振り返らない人で，実は夫が育児疲れの原因なのか。原因がわからないので，これという解決策が見出せないのも複雑な問題の特徴とされます[2]。いくつか頭に浮かぶこともありますが，その場合もどれが最適かはっきりしません。

　もちろん「うつ病として治療を始める」というようにとりあえずの対処はできます。しかし，対処によって問題自体が刻々と変化してしまうのも複雑な問題の特徴と言われます[2]。例えばこの事例で解決すべきはうつ病でよいのでしょうか。とりあえずよい，と仮定して抗うつ薬の内服を始めてもらったところ，泣き叫ぶのがひどくなったように見えました。薬の副作用でひどくなったという可能性はあるのでしょうか。そもそも泣き叫ぶのも本当に問題だったのでしょうか。このときはわからなかったのですが，子どもの前でずっと押し殺していた気持ちや涙を，ようやく吐き出せたのが病棟看護師の加藤さんの前だったのです。

　複雑（complexity）とはラテン語の complexus から来たとされます[3]。com─とは「共に」，plectere は「織り合わせる」という意味で，多くの原因が互いに結びつきあうさまを指します。直子さんの事例も，実は遠い

過去の出来事が「泣き叫ぶ」問題の遠因となっていたことがあとでわかりました。15年前，学生時代に付き合っていた男性との間に長男が生まれていたのですが，その男性は妊娠を告げた途端，行方をくらませていたのです。「私は悪いコ（娘）。だから見捨てられた」という信念が直子さんの心に深く刻まれた瞬間でした。このように原因と結果が時間的・空間的に遠く離れて結びつき，その因果関係に気づけないような問題として出てくるのも複雑な問題の特徴と指摘されています[2]。もちろんこのときの加藤さんも今井先生もその事実を知る由もありませんでした。

複雑な問題では関係者がその原因について異なる見方をする

　複雑な問題の場合，真の因果関係にはなかなか気づけません。気づけませんが，一見正しそうな因果関係には気づけてしまいます。そこが実は複雑な問題の一番恐ろしいところなのですが，「気づけてしまう」とはどういうことか，いま一度直子さんの事例で考えてみましょう。直子さんは入院後もたびたび泣き叫んでは関係者を困らせました。このとき関係者が「泣き叫ぶ」原因をどう捉えていたかを見てみましょう。

- 直子さん：原因なんてどうでもいい。とにかく頭が壊れる薬がほしい。ここにいても意味がない，帰らせてほしい。でも，「〜しないといかん!!（筆者注：直子さんの口癖）　ああ!!」ってなったとき，どうすればいいの。
- 病棟看護師の加藤さん：うつ病なんてありえない。エネルギッシュすぎる。子どもっぽい表現と大声で泣く様子にどう対応してよいか，誰か教えてほしい。あと，（直子さんの）父親は本当の父親か。顔がぜんぜん似ていない。
- 夫：面会に行くといつも家に帰りたいと泣き叫ぶ。このまま入院でいいのか。
- 精神科医の今井先生：うつ病に違いない。入院も必要。育児について

の悩みがあるようだが，それは家族の問題。夫があまり育児を手伝っ
ていないみたいでそれは問題だ。

　見事にバラバラですね。複雑な問題では，それぞれが「その時点において
てもっとも確かだと思う見方」で因果関係を把握し，なんとか事態の収拾
を図ろうとします。その結果，関係者がその原因について全く異なる見
方をしてしまうと指摘されています[2]。ちなみにいまではもう笑い話です
が，実際の夫は育児に非常に協力的な人でした。直子さんが体調を崩して
からは保育園の送り迎えも家での世話もすすんで担っていました。もちろ
ん仕事をしながらです。直子さんの父親も本当の父親でした。みなさんも
同じような経験はありませんか。あとからみれば「なんだ，そうだったの
か」「なんであんなふうに思い込んでしまったんだろう」と思うのですが，
そのときは真剣にそれが正しい，そうに違いないと信じ込んでしまうので
す。

　未知の問題に遭うと陥りやすいこの盲信をうまく言いあてた逸話があり
ます。「群盲象を評す」というスーフィー教の話です。みなさん，ご存知
でしょうか。

　　目の見えない人ばかりが住んでいる町がありました。ある王様が
側近を連れ，その近くにやってきました。軍隊を引き連れ，砂漠で
野営しました。王様は，巨大な象を連れており，人々の畏怖の念を
高めさせるために使っていました。

　　町の人々は，象を見たいとそわそわし始めました。盲目の住民の
何人かが，「象を知りたい！」とわっと駆け出しました。

　　彼らは，象の姿も形も知らなかったため，見えないまま手探りを
して，象のどこかに触って情報を集めようとしました。

　　だれもが，「自分にはわかったことがあるぞ」と思いました。「な
ぜなら，ある部分を感じることができるから」と。

　　象の耳に手が届いた男は……こう言いました。「でっかくて，ざら
ざらしたものだ。幅が広く，広がっていて，じゅうたんみたいだ」

　象の鼻に触った男は，こう言いました。「これがどういうものか，わかったぞ。まっすぐで中空のパイプみたいなものだ。すさまじくて，破壊的だ」

　象の足に触った男は，こう言いました。「でっかくて固くて，柱みたいだ」

　どの男も，多くの部分の中のひとつに触ったのでした。どの男も，象のとらえ方は間違っていました。

——「スーフィーの物語」[4] より引用

　この逸話は見過ごしがちだけれども大切な人間の習性を教えてくれます。未知の問題に遭うと私たちは，全体でなく部分をもっとよく見ようとします。「でっかくて，ざらざらして，幅が広く，広がっていて，じゅうたんみたいだ」というように，です。おそらく，次に続く言葉は「じゃあ，その素材は，質感は，耐久性は，保湿性は……」でしょう。それを構成している部分を詳しく知るだけでは，象という全体像は見えてこないのに，「じゅうたん」という自らの見立てにとらわれて，どんどん細部に注目してしまうのです。皮肉なことにそれがまた「じゅうたん」の根拠を集めることにもつながり，「この見立ては正しい」という思い込みをさらに強めてしまう，といわれています[5]。なるほど，私たちの盲信はそのようにして生まれるわけです。

慌てて手を打つとさらなる問題を引き起こす

　では，自分の見立てが正しいと信じてしまい，早めに手を打つとどうなるでしょうか。例えば，育児をなんとか担っている夫に，そうとは知らない医師が「あなたがもっと育児を手伝わないから直子さんがうつ病になるんですよ」「ちゃんと負担を減らしてあげなさい」と言ったらどんなことが起こるでしょうか。間違いなく，夫は「モヤっと」するでしょう。根も葉もない言いがかりに「いったい，お前に何がわかる！」と憤ります。

「こんな医者に直子は任せておけない」と対立が表面化することもあるか
もしれません。それでも恐ろしいことに，「それが直子さんの治療にとっ
ては正しいことだ」と医師は信じて疑いません。複雑な問題という怪物と
戦うと，時として自らが盲信した怪物と化してしまいます。

　ニーチェの「善悪の彼岸」に有名な一節があります。『怪物と戦う者は
自らが怪物とならぬよう心せねばならない。何故ならお前が深淵を見つめ
るとき，深淵もまたお前を見つめ返すのだから』[6]。私たちは複雑な問題
と戦うときに自らが怪物にならぬよう心せねばなりません。私の経験から
はいい加減な人はあまり盲信しません。むしろ患者さんの思いにきちんと
共感したり，「私がなんとかしないと」と責任感や正義感を強くもってい
る人のほうが，この過ちを犯しやすいと感じています。このあたりは「第
3章　正しさとは何か」で詳しく扱っています。

　複雑な問題の場合，早めの一手がうまくいくことはまずありません。医
師の一言で夫の信用が失われたように，むしろ，問題解決のための一手が
さらなる問題を引き起こします。つまり，早めに分業しても互いに影響し
合うため，一方の前進が他方の後退を招いてしまい，関係者に葛藤や対立
が起きるのです。手を打てば打つほど前進する「ジグソーパズル型」の
問題に対して，やればやるほどぐちゃぐちゃになるこのタイプの問題を
「ルービックキューブ型」と呼ぶ人もいます[7]。誰かがしたことに「余計
なことするなよ」とか「私の仕事増やすなよ」と思った経験があれば，そ
れはルービックキューブ型の問題でしょう。

モヤっとする複雑な問題こそ多職種連携

　複雑な問題では，一手を打つよりも把握するほうが大事です。しっかり
と問題を把握するには，多職種連携が効果的とされています[8]。全体像を
正確につかむには，1人の治療者だけでできることは限られているからで
す。また，問題自体も変化するため，多職種で対処，把握，解決するとい
う一連の活動を繰り返すことで対応します。ただ，多職種連携には気をつ

表1　複雑な問題に対するステップモデル[8)]

	ステップⅠ	ステップⅡ	ステップⅢ
問題の種類*	単純な問題 Simple	込み入った問題 Complicated	複雑な問題 Complex
問題の原因*	あり	あり	不明
問題の解決策*	あり	複数想定 最適な解決策は不明	不明
具体例	過去に成功した 対応のある問題 急性の医学的問題	ノンアドヒアランス 治療関係の問題	突然の不穏 繰り返す家族内問題
必要な アプローチ*	事実の把握 ▼ 問題の分類 ▼ 確立された対応	事実の把握 ▼ 注意深い問題の分析 ▼ 適応的な解を 見極め対応	対処を探索 ▼ 問題を把握 ▼ 解決策を 見出して対応
必要な連携	情報共有 報告，確認，指示	短い打ち合わせ	多職種カンファレンス
連携に要する 時間	3〜5分	5〜10分	30〜60分
日程調整の 要否	否	ときに要	要

*Snowden[1)] のクネビン・フレームワークから引用

けなければいけない難点もあります。関係者が増えるとそれだけ思いのすれ違いも起こりやすくなりますし，何かを決めるのに時間もかかるといわれています[9)]。忙しい病棟ではこのメリットを最大限に引き出し，デメリットを最小限に抑える工夫も必要です。

　そこで，私はステップモデルをお勧めしています（**表1**）[8)]。このモデルでは単純な，込み入った，そして複雑な問題に分けて効率的に対応します。

　どういうことかというと，単純な問題は，原因も解決策もわかっているもので，これには過去にうまくいった方法で速やかに対応します。必要な

連携はその方法の情報共有です。複雑な問題では，それ以外のものと違い，解決策が一つも浮かびません。多職種でカンファレンスを繰り返し，解決策を生み出します。込み入った問題はその中間で，解決策がいくつか想定はできますが，どれが最適かは不明です。ゆえに担当看護師など，事情をよく知る関係者が注意深く問題を分析し最適な解決策を選びます。この手法を用いれば，忙しい病棟環境でもいくつかの問題をすぐに解決でき，他方ではできる対処をしながら問題を多職種で把握し直し，解決を見出すといった柔軟な対応ができます。

　意外かもしれませんが，このモデルで最も大切なのはステップⅠです。みなさんは日々観察したことやそれに対する自分なりの解釈を，関係者との会話のなかできちんと共有できているでしょうか。それは何も特別なことではなく「直子さん，昨日も叫んでいました」「夜眠れているかな？」「睡眠薬も出しておこうか」といった報告，確認，指示のなかで，です。もしそのなかで，相手が全く異なる見方をしているのに気づいて，モヤっとしたら。あるいは誰かがしたことに「余計なことするなよ」とか「私の仕事増やすなよ」と感じて，モヤっとしたら。関係者あるいは自分自身が，慌てて一手を打つと，さらなる問題を引き起こしそうだとふと気づき，モヤっとしたら。あなたの眼前にあるのは複雑な問題かもしれません。そのときはステップⅡ・Ⅲのアプローチの出番です。臨床現場では，単純な，込み入った，複雑な問題がごっちゃになって現れるので，「モヤっとする問題こそ多職種連携」です。

直子さんのその後

　長男出産後，いまの夫と巡り合って結婚するまでは，介護士の仕事をしながら女手ひとつで長男を育てたという直子さん。同時期に父親が交通事故で働けなくなったため，実家には頼れなかったことも今井先生の診察で語られました。「友達からは，あんた一人でよくやっていたねって言われるけど，そうなのかな？って感じ。そのときは大変って思う暇もなかった

し」と当時を振り返ります。「〜しないといかん！」はこのときに芽生え
た直子さんの口癖のようでした。しかし，突然泣き出すことは続いていま
した。

　そこで今井先生は「複雑な問題がある」と判断して，多職種カンファ
レンスを開きました。すると病棟生活でも「ホールに出てないといかん」
「外出しないかん」などとしっかり休めなかったり，職員に対してもいか
ん（怖い）人，そうでない人と決めつける様子が看護師や作業療法士から
も報告されました。これらはうつ病ではよくあることです。カンファレン
ス後は本人に説明して外出を控えてもらい，まずは自分の変調に早めに気
づき自室で休息をとれるよう支援しました。大部屋でなく個室療養とし
て，自室が居心地のよい場所になるようにも工夫しました。

　これらの取り組みと抗うつ薬治療によって「しっかりと休むこと」を意
識できるようになった直子さん。急速に泣き叫ぶことが減り，3ヶ月ほど
で自宅退院できました。内服治療は続けてはいますが，退院後はママさん
テニスに復帰して，もとの元気な直子さんが戻ってきました。「今さらな
んですけど，入院前はこんな家事も結構ストレスになっていたんだなあっ
て最近，気づきます。夫に言うと，そりゃ，気づかなくてごめんなって
言ってくれます」と外来で笑って話されています。

文　献

1）Snowden, D.J., and Boone, M.E. : A leader's framework for decision making. Harvard Business Review, 85 ; 68-76, 2007.（松本直子訳：「クネビン・フレームワーク」による臨機応変の意思決定手法．DIAMONDハーバード・ビジネス・レビュー，33（3）；108-119，2008.）
2）Kahane, A. : Solving Through Problems : An Open Way of Talking, Listening and Creating New Realities. Berrette-Koehler Publishers, California, 2004.（ヒューマンバリュー編集・翻訳，高間邦男監修：手強い問題は，対話で解決する．ヒューマンバリュー，東京，2008.）
3）Sturmberg, J.P. and Martin, C.M. : Complexity in Health : An Introduction. In : (eds.), Sturmberg, J.P. and Martin, C.M. Handbook of systems and complexity in health, Springer, New York, p.1-17, 2013.
4）Shah, I. : Tales of the Dervishes. EP Dutton and Co., New York, p.25, 1970.

（美沢真之助訳：スーフィーの物語．平河出版，東京，1996.）

5) McConnell, M.M. and Eva, K.W. : The role of emotion in the learning and transfer of clinical skills and knowledge. Acad. Med., 87 ; 1316-1322, 2012.

6) Nietzsche, F. and Albert, H.(tr.) : Par delà le bien et le mal : Prélude d'une philosophie de l'avenir, Mercure de France, Paris, 1903.（木場深定訳：善悪の彼岸．岩波文庫，東京，1970.）

7) 中土井僚著，松尾陽子絵：マンガでやさしくわかるU理論．日本能率協会マネジメントセンター，東京，2015.

8) 佐野樹：退院支援における複雑な問題を多職種チームで解決した長期入院統合失調症圏の3症例．精神科治療学，32；1227-1234，2017.

9) 野中猛，野中ケアマネジメント研究会：多職種連携の技術（アート）─地域生活支援のための理論と実践─．中央法規，東京，2014.

多職種連携のいま，これからを学ぶ
モヤっとくんのコラム

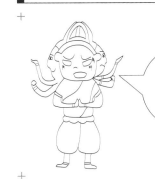

躊躇しがちな依頼について
―距離の遠い訪問依頼を受けたとき―

蔵本医師：ねえ，ちょっといい？

針間訪問看護師：はい？（げっ，蔵本先生！　何だろ⁉）

蔵本医師：あのさあ，ちょっと遠いんだけどさ。この患者さんって，うちから訪問看護，お願いできる？

針間訪問看護師：え～住所，どこですか？　あ～，ここはエリア外ですね。（こんな遠いトコ，行けるわけないやろ）

蔵本医師：そうカタいこと言わずにさあ。なんとかお願い。

針間訪問看護師：いや，そう言われましても……。（また無理難題ふっかけてきやがって！）

　私たちは予想外の依頼を受けて「モヤっと」すると「この人はいつも無理難題ふっかけてきて」などと他者の内面や性格に問題の原因を求めて，職種間のさらなる対立を招いてしまいがちです。感情的になっているときは特にそうで，パッと頭に浮かんだ事柄（この場合，他者からの難題提示）に着目し，「その原因もすぐ近くにある（この場合，他者の内面や性格）」と無意識のうちに思い込む傾向があるとされます[1]。これはおそらく「あの草むらに近づいたらクマに襲われた」というように，因果関係が近くてわかりやすい環境のなかで長く人間が進化してきたからでしょう。しかし，「問題の原因と結果はすぐ近くにある。

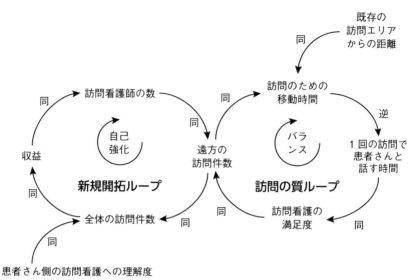

図1　ループ図。その他の条件がすべて同じとして，矢印の元の変数の増減が，矢印の先の変数の増減に同じ方向に影響を与える場合は「同」，逆の方向に影響を与える場合は「逆」として記してある

　だから問題の近くに解決策もあるはず」という直線的な捉え方は，単純な問題の多かった時代には通用したかもしれませんが，複雑な問題には役立たないといわれています[2]。なぜなら原因と結果が近くにあるとは限らないからです。

　そこで，ある行動の影響が，システムを構成しているたくさんの要素間のつながりを経て，時間の遅れとともに出てくると捉える「システム思考」が役立つ場合があるとされています[3, 4]。

　訪問看護師の針間さんの立場でみれば，やや遠方の案件でも受けて新規エリアを開拓できれば，そのぶん訪問件数が稼げます。訪問件数がたくさん稼げれば，収益が上がります。収益が上がれば，訪問看護師の数を増やすことができます。訪問看護師の数が増えれば増えるほど新規の案件も受けやすくなります。これを示したものが**図1左**で，ある方向へどんどん進むパターンを示すので自己強化型ループといいます[3, 4]。

　ところが，あまりに遠方の案件が多くなってくると，訪問のための移動時間が増えてきます。移動時間が増えると1回の訪問で患者さんと話す時間が減ってきます。患者さんと話す時間が減れば減るほど今度は対応できないことが出てきて，訪問看護への満足度は下がります。「来てもらってもあまり意味がないから」と訪問を断る人が出始め，訪問件数は減ってしまいます。これを示したものが**図1右**で，ある幅で安定を保つというパターンを示すことからバランス型ループと言われます[3,4]。

　この2つのループは，実際の状況では両方とも存在し，互いに影響を与え合います。もっといえばこれ以外にも数多くのループが複雑に絡み合って，「遠方への訪問件数」が決まってくるといえるでしょう。また，遠方でも，既存の訪問エリアの隣であれば，ついでに寄ってくることも可能かもしれません。つまり，「既存の訪問エリアからの距離」が「訪問のための移動時間」の制限要因になっているのです。さらに精神科医としての私の経験から言えば，患者さん側から訪問看護の導入を申し出ることは稀です。それは訪問介護や訪問リハビリテーションと比べて，精神疾患への訪問看護が何をしてくれるのか，具体的にイメージがしづらいからかもしれず，「患者さん側の訪問看護への理解度」は「全体の訪問件数」の制限要因とも考えられます。

　ここまで来れば，自ずとやや遠方への訪問看護を依頼する，依頼されるときのポイントが見えてくるはずです。定石は制限要因を見出してうまく弱めることと，自己強化型ループだけを無理に回そうとしないことといわれます[3,4]。さらに面白いのは，これらループ図に正解はなく，同じ状況でも違う人が作れば全く異なる図になることです。ループ図にはある人がその状況をどう見ているか，どう理解しているかが反映されるからです。これはループ図の数のぶんだけ，解決策も出やすくなることを意味します。複雑な問題のなかでも，関係する要素がいくつかわかっており，それらの因果関係が比較的はっきりしているときにはループ図は特にお勧めです。 （佐野　樹）

文　献

1）McConnell, M.M. and Eva, K.W. : The role of emotion in the learning and transfer of clinical skills and knowledge. Acad. Med., 87 ; 1316–1322, 2012.
2）Sturmberg, J.P. and Martin, C.M. : Complexity in Health : An Introduction.

In：(eds.), Sturmberg, J.P. and Martin, C.M. Handbook of systems and complexity in health., Springer, New York, p.1-17, 2013.

3）Meadows, D.H.：Thinking in Systems：A Primer. Chelsea Green Publishing, White River Junction, VT, 2008.（枝廣淳子訳：世界はシステムで動く―いま起きていることの本質をつかむ考え方―. 英治出版，東京，2008.）

4）枝廣淳子，小田理一郎：なぜあの人の解決策はいつもうまくいくのか？ 東洋経済新聞社，東京，2007.

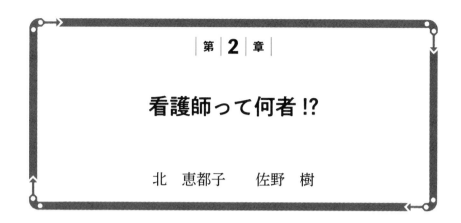

第 **2** 章

看護師って何者!?

北　恵都子　　佐野　樹

【事例】医師に叱られてしまった安藤さん

　精神科外来看護師の安藤さんは，外来患者の渡辺さんから電話で相談を受けました。どうやら先日の診察で，主治医から投げかけられた問いの答えがわからず，どうしたらよいか困って電話をかけてきたようです。うつ病を患った渡辺さんは，一度は休職したものの，現在は体調をみながら職場復帰をしている真っただ中。経過も順調かのように見えましたが，渡辺さんの病状に理解を示さない同僚の言動につらい気持ちになることがあるようです。渡辺さんは，その同僚に対しどのように対処するとよいのか，診察のとき，主治医の澤田先生に相談しました。ところが，澤田先生からは，自分で考えてみるようにと返されたようなのです。

　そこで，渡辺さんは自分なりにいろいろ考えてみたのですが，なかなかいい答えが浮かびませんでした。悩んだ挙句，通院している外来に電話をかけ，ベテラン看護師の安藤さんに相談したのでした。電話をとった安藤さんは，どのような状況なのかを聞いたうえで，渡辺さんにアドバイスをしました。そして，渡辺さんから悩んだ様子で相談の電話があったこと，看護師として自分がアドバイスした内容について澤田先生に報告しました。

安藤さんからの報告を聞いた澤田先生は，一言「なんで勝手にアドバイスしたの⁉」と。聞けば，「あえて渡辺さんが自分で考えるように，自分からはアドバイスしなかったのに，看護師の立場で勝手にアドバイスされては困る」と，やや怒っている様子。

　安藤さんは思いました。「渡辺さん，かなり悩んでいたし，自分としては当然のことをやっただけなのに……。カルテに『勝手にアドバイスするな』なんて書いてなかったじゃない！」。思い返せば思い返すほど，外来では看護師は勝手に患者に手出しをするなと言われているようで，腹立たしいやら悔しいやら。そして，少しでも患者さんの役に立ちたいと思う反面，多くの外来業務に追われて，ろくに患者さんと話もできないまま1日が終わってしまうことにさらに無力感を感じてしまうのでした（なお，これは実際の事例をもとに創作した架空のケースです）。

この事例でモヤっとした理由

　今回の事例が，なぜ「モヤっ」としたのかを考えてみると，「多職種連携」に対する理解のズレのほか，他職種のもつ文化，規範，価値観といった「他職種」そのものに対する理解のズレなどが理由として考えられます。ほかにもタイムリーな情報共有ができていなかったことも一因と考えられますが，こちらは情報共有についての「第10章　見せる記録，見せない記録」で扱います。事例での問題点をよりはっきりさせるために，まず，安藤さんと澤田先生の認識の違いを詳しく見ていきましょう。

【事例の続き】それぞれの職種としての認識

　5年前に外来に異動になった安藤さん。以前は病棟看護師として8年働いていました。しかし，退院した患者さんが短期間で再入院する姿を何度も見てきたことから，外来看護をしてみたいと希望して外来に異動になりました。

　ところが，外来に来てみると，患者さんに看護どころかろくに話もできないほど忙しかったのです。看護師がするのは，初診の患者さんの対応，医師からの指示受け，採血などの検査の実施，外来患者さんからの電話の応対などなど。それでも，ようやく外来業務の流れがつかめてきて，少しでも患者さんの役に立つように看護師としてできることは何かを考えられるようになってきました。

　安藤さんは，看護師は，外来患者さんが症状を抱えながらでも，うまく地域生活を送れるように支援する専門職だと考えています。そのためには，不安で電話をかけてくる患者さんの相談に乗ることや，外来に来ている患者さんが次回も来てくれるように声をかけることも役割だと捉えています。もちろん，医師が患者さんに適切な治療を行えるようにサポートすることも大切な役割だと考えているので，医師の短い診察時間でカバーできない部分をフォローすることも看護師の役割だと思っています。安藤さんは，外来患者さんが病気とうまく付き合えるような支援は，医師だけが行うことではなく，電話相談や待合室で関わる看護師も連携して行うことだと思っていました。

　一方，精神科医歴 18 年の澤田先生。受け持ち患者も多く，外来診察の日は多くの患者さんを限られた時間で診察するのに精いっぱいです。ほとんどの患者さんは 4 週間に 1 回のペースの診察なので，本来ならば前回の診察日から今日に至るまでの患者さんの様子を把握しなくてはなりません。しかし，1 人の患者さんの診察時間はせいぜい 10 分程度。待合室にはたくさんの患者さんが待っています。そのような状況で，じっくり患者さんの話を聞いて，指導したりなんてことは困難です。ざっと気になる症状や睡眠状況などを聞いてカルテを記入し，処方箋を作成しなければなりません。

　しかし今回，渡辺さんが困っていることに対しアドバイスしなかったのは，時間の制約だけではありません。確かに，時間的にじっくり話を聞ける状況ではありませんでしたが，診察でアドバイスすることは根本的な問題解決にならないと判断したことも理由でした。

　渡辺さんは，4年前にうつ病を発症し，回復と再発を繰り返しています。再発するたびに休職し，回復すると職場復帰しています。渡辺さんは非常にまじめで，几帳面な人なのですが，他人に遠慮しすぎてうまく自分の状況について伝えられないことや，他者からのきつい一言を正面から受け止めてしまうので，再発を繰り返してきました。実は，今回の渡辺さんの悩みはこれまでにもあったエピソードだったのです。そのため，これまでにもさまざまなアプローチを取り入れ，そのような状況にうまく対応できるよう取り組んできたのです。

　澤田先生は，医師の役割は，患者を治療することであり，適切な治療のために，診察，薬物療法の調整，そして他職種への指示を出すことだと考えています。医師の指示がないと治療が進まないこともしばしば。すべての他職種は，医師の指示のもと治療を手助けする存在であり，看護師のことは，医師の指示のもと診療の補助を行う専門職だと捉えています。そのため，医師からの指示もないのに，勝手に看護師の安藤さんが渡辺さんにアドバイスをしたことは，医師の役割を侵害されたと感じたのです。

　つまり，澤田先生は，看護師のことを対等な立場とは捉えておらず，そもそも連携するという考えもなかったことから，医師としての方針を看護師に示すという考えには至らなかったのです。

多職種連携に対する理解のズレ

　多職種で連携するには，そもそも連携とは何なのかについてお互いが正しく理解しておく必要があります。渡辺さんと澤田先生のように連携についての是非の認識が互いに一致しないと，自分は「連携が必要」と思って行動しても，相手はそう認識していないかもしれません。医師のなかには「連携」というと他職種との連携でなく，同職種内の他科医師へのコンサルトを第一に思い浮かべる人もいるようです[1]。そのため，患者さんが病気とうまく付き合えるよう支援するために「連携」をと思っていても，それが医師にとっては「侵害」と感じる事態が起こってしまうのです。

　Baker ら[2] は，多職種連携への認識の違いが連携を妨げると指摘しています。医療者は，それぞれ独自の教育を通して，専門職として必要な規範，価値観，行動様式を身につけますが，その過程で「多職種連携」をどう捉えるかについてもズレが出てきます。実際，そうした社会に出るうえでの「すり込み」が影響するのか，Baker らが研究対象とした北米の医師たちも自身のことを「リーダー」や「意思決定者」と認識していました。一方で医師以外の職種は，自分たちを全人的なケアを行うための「チームの一員」と見ており，医師の多職種連携に対する理解不足に対してストレスを抱えてもいました。

他職種に対する理解のズレ

　同様に，連携する他職種について正しく理解することも重要です。他職種がどのような専門性をもっているのか理解していないと，どの専門職とどう連携するとよいかわかりません。また，その専門職のもつ文化，規範，価値観なども理解していないと，うまくコミュニケーションがとれないと指摘されています[3]。実際，澤田先生の「すべての他職種は，医師の指示のもと治療を手助けする存在だ」という理解は，安藤さんの「外来患者さんが病気とうまく付き合えるよう看護師も連携して行うものだ」という認識とズレてしまっていましたし，逆に安藤さんの理解がズレていたと感じる人もいるでしょう。

　私たち専門職はもちろん，自身の職種の役割や責任，専門職特有の文化などについて理解しています。これらの要素は，免許を取得するための教育課程のなかで培われていきますが，その教育は単一の専門職のなかだけ，つまり看護師ならば看護職だけのなかで行われていることが以前では通例でした[3]。医療系専門職は特に専門的知識や技術を身につけることが求められるので，単一職種で教育を受けるプログラムがほとんどです。しかし，このような教育プログラムは，専門職としての知識や技術，専門職としての文化などを身につけるのに長けているとされる一方，連携する他

職種に対して正しく理解する機会が少なくなるとされ，その結果，他職種に対する誤った理解をもったまま臨床現場に出たり，他職種を排除する姿勢を強めてしまうとされています[3]。Gilbert ら[4]は，一つの専門領域にのみ特化した，閉鎖的な専門分野の教育内容や，他の医療専門職について理解していない医療者から指導を受けることが，他職種に対するステレオタイプを助長すると指摘しています。

現場に出て急に求められる多職種連携や他職種への理解

　日本では，2017 年 3 月に厚生労働省[5]が，保健師助産師看護師国家試験出題基準平成 30 年版を出し，「療養の場の移行や地域包括ケアシステムにおける多職種連携と看護」という項目が加わりました。今や，多職種連携は当然の時代。最近の看護学生は，講義や実習で「多職種連携」や「他職種」について学ぶことが必須となっているのです。しかし，2017 年以前に卒業した専門職にはそのような教育が十分ではありませんでした。事例の澤田先生も安藤さんも，卒前に他職種に関心を向ける機会がなく，言ってしまえば連携は「考えなくてもいいこと」でしたが，医療現場へ出て急に「すべきこと」になった世代でした。しかし，そんなに突然，他職種に関心をもてるものなのでしょうか。実際，澤田先生のように連携や他職種に関心を示さない（示せない）医師も多いように思います。

　かくいう私も，学生時代，他職種の名称となんとなくの担当業務を知っていたくらいで，どのようなことを行っているかなど関心を向ける機会も，学ぶ機会もありませんでした。ただひたすら，看護学生だった私は，どっぷりと看護の世界に浸かる 4 年間を過ごしました。そのため，いざ，必要となったときに，多職種連携における看護師としての役割を捉えるのが難しかったことをいまでも覚えています。何か解決しなければならない問題が生じたときに，看護師の立場でどこまで介入するかを躊躇したり，どの職種に相談するとよいのか戸惑ったりもしました。

もう一つのアイデンティティ

　ここまで考えると，何が悪かったのかよくわからなくなってきます。今回の事例はどこまでが澤田先生個人のせいでしょうか。それとも，安藤さんのせいでしょうか。自身の職種の役割や責任ばかり扱ってきた教育が悪かったのでしょうか。しかし，多くの学生は，学校に入る前に，すでに自分が選んだ職種やその他の職種についてのイメージをもっています[6-8]。たしかに単一専門職のみの教育プログラムでは，こうした他職種に対する誤解をそのままにして，医療現場に送り出すことになってしまいますが，もとはといえばそれは世間がもつ医療者への誤解でもあり，マスメディアや医療従事者の家族等の影響を受けていると指摘されています[6-8]。そうすると，悪いのは世間やマスメディアということになるのでしょうか。

　そもそも社会において，私たちが集団のなかで他者と関わる際には，「自分は何者であるか」と「この集団のなかでの自分の役割（立ち位置や存在のあり方）は何か」を掴んだうえで，意見を述べたり，交渉したり，連携したりしています。同様に，多職種連携を行う際にも，「自身の専門職とは何者か」と「多職種チームのなかでの自職種とは何者か」ということを捉えることが重要であり，こうした専門職としてのアイデンティティの確立は否定されるべきものではありません。Monrouxe[9]はアイデンティティの確立は，専門職になるうえで必須であり，それがうまくできると自信をもって仕事をできるし，結果，他者からの信用を得ることにもつながると指摘しています。

　問題は先述したように一つの専門職だけで学んでばかりいて，「自身の専門職とは何か」というアイデンティティを育むだけになってしまうことです。そこで，Khaliliら[10]は，患者中心の連携を促進するためには，単一専門職（自身の専門職）としてのアイデンティティと，専門職種間のそれと，二重のアイデンティティを育てる教育にシフトすることが必要だと述べています。

教育があったとしても

　では，卒前教育のなかで，澤田先生も安藤さんもそれぞれ「自身の専門職」と「多職種チーム内での自身」を捉えることができていたとしたら，今回のような出来事は起きなかったでしょうか。私はそうは思いません。そもそもどんな状況にも当てはまる「自身の専門職についての真の理解」とか，ただこれをすれば連携はもう万全という「正しい他職種理解」といったものが，本当に存在するのでしょうか。本来，人は自己や他者についてのあいまいな部分を多く抱えて生きています。なのに「本当の自分」「正しい他者理解」などと定義されると，途端に「何者であるか」の正解を出さなければならないような気がしてきて，とても気持ち悪く感じます。それはまるで「自分探し」や「自分らしさ」の陥穽にはまってしまった若者のようです。石田[11]はそこに「何者かでなくてはならない」という強迫的な「自分探し」の弊害を見出し，それを現代の日本における心の病理だと指摘しています。

　社会の価値規範が流動的になった現代では，こうした単一の自己ではなくて，多面性をもち，状況の激しい変化に順応できる自己が適しているのかもしれません。例えば事例で安藤さんは，「一看護師として私は澤田先生のことを尊敬はしているが，大人としてあの発言は許せない」「一個人としては澤田先生の責任感が強いところは好きだが，同僚としてはやりにくい」などと思っているかもしれません。ここには「一看護師としての私」「大人としての私」「一個人としての私」「同僚としての私」という複数の「私」を想定し，それらを渡り歩く姿がうかがえます。いわば私ならぬ「私群」があり，心理学者のHermans[12]はこれを「自己の分権化」と表現し，「私」同士が両立したり，対立したりして，互いに対話しながら自己を形作る「対話的自己論」を提唱しています。

　患者ケアも連携もケースバイケース。問題が複雑であればあるほど状況もめまぐるしく変わります。適切な連携，適切な他職種理解，適切な自身もそのつど違うはずです。教育で得られたことも，もちろん大切ですが，

それをふまえて「真の意味での連携，他職種理解」を身につけたいもので
す。つまり，自分のなかに潜む「看護師とは○○という者」「連携とは○
○である」といった，額面通りのステレオタイプを自覚しつつ，対話のな
かで自身の役割や他者を見出していくのです。

文　献

1 ）Reeves, S. and Lewin, S. : Interprofessional collaboration in the hospital : Strategies and meanings. J. Health Serv. Res. Policy, 9（4）; 218-225, 2004.

2 ）Baker, L., Egan-Lee, E., Martimianakis, M.A. et al. : Relationships of power : Implications for interprofessional education. J. Interprof. Care, 25 ; 98-104, 2011.

3 ）Hall, P. : Interprofessional teamwork : Professional cultures as barriers. J. Interprof. Care, 1（Suppl.）; 188-196, 2005.

4 ）Gilbert, J.H.V. : Interprofessional learning and higher education structural barriers. J. Interprof. Care, 1（Suppl.）; 87-106, 2005.

5 ）厚生労働省：「保健師助産師看護師国家試験出題基準平成 30 年版」について，2017.（https://www.mhlw.go.jp/stf/houdou/0000158926.html）（2021 年 4 月 1 日現在）

6 ）Adams, K., Hearn, S., Sturgis, P. et al. : Investigating the factors influencing professional identity of first-year health and social care students. Learning in Health and Social Care, 5（2）; 55-68, 2006.

7 ）Hind, M., Norman, I., Cooper, S. et al. : Interprofessional perceptions of health care students. J. Interprof. Care, 17 ; 21-34, 2003.

8 ）Tunstall-Pedoe, S., Rink, E. and Hilton, S. : Student attitudes to undergraduate interprofessional education. J. Interprof. Care, 17 ; 161-172, 2003.

9 ）Monrouxe, L.V. : Identity, identification and medical education : Why should we care? Med. Educ., 44 ; 40-49, 2010.

10）Khalili, H.C., Laschinger, H.K. and Farah, R. : An interprofessional socialization framework for developing an interprofessional identity among health professions students. J. Interprof. Care., 27（6）; 448-453, 2013.

11）石田弓：アイデンティティとは何かを問う研究　B.臨床心理学的研究　A）現代の日本の社会における「自分探し」の弊害. 鑪幹八郎監修，宮下一博，谷冬彦，大倉得史編集：アイデンティティ研究ハンドブック. ナカニシヤ出版，京都，p.126-128，2014.

12）Hermans, H.J.M. and Kempen, H.J.G. : The dialogical self : Meaning as movement. Academic Press, San Diego, CA, 1993.（森岡正芳，溝上慎一，

水間玲子訳：対話的自己─デカルト／ジェームズ／ミードを超えて─．新曜社，東京，2006.）

多職種連携のいま，これからを学ぶ
モヤっとくんのコラム

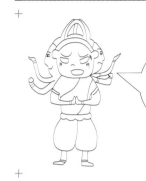

最近の学生は「モヤっと」について学ぶ

　現任者が「モヤっと」の上手な解決の仕方を学ぶ機会はまだまだ少ないのは先に述べたとおりです。では，最近の学生はどうでしょうか。英国の多職種連携教育推進センター長であるBarr[1]は，教育課程を通して身につけるべき能力として専門職に「共通」の能力，他の専門職と区別できる「専門」の能力，そして専門職間の「連携」の能力の3つを挙げています（**図1**）。英国では本書冒

共通の能力
全ての専門職が共通して
必要とする能力

専門の能力
他の専門職と
区別できる
専門職固有の能力

連携の能力
他の専門職や機関
と連携するために
必要な知識や技術

図1　専門職の身につけるべき能力[1]

頭の「はじめに」で挙げた 2 つの事件を受け，2002 年ブレア政権が多職種連携教育推進のための予算を計上し，医療福祉系大学ではまさにこの連携能力の教育が必修化されました[2]。日本でも 2002 年頃からいくつかの大学で多職種連携教育が始まり，徐々にその数が増えてきました[3]。2016 年には，保健医療福祉連携教育学会を始め，国内 9 学術団体の協力のもと，日本の医療保健福祉の専門職が身につけるべき専門間の連携能力とは何かが公表されたのは記憶に新しいと思います[4]。特筆すべきは，この報告書のなかでも，獲得すべき 4 つの領域のうちのひとつとして「関係性に働きかける」，つまり職種間のコンフリクトに適切に対応することができる能力が挙げられたことです。これまでは「専門職たるもの，モヤっとを解決できて当然。できないとすればそれは個人の資質の問題」という社会通念があったのかもしれませんが，それはもう過去のこと。教育を通してその能力を身につけた世代が，医療現場で働く時代がすでにやってきているのです。

（佐野　樹）

文　献

1 ）Barr, H. : Competent to collaborate : Towards a competency–based model for interprofessional education. J. Interprof. Care, 12 ; 181–187, 1998.
2 ）新井利民：英国における専門職連携教育の展開．社会福祉学，48；142-152，2007.
3 ）小林紀明，黒臼恵子，鈴木幸枝ほか：日本の保健医療福祉系大学におけるインタープロフェッショナル教育（Inter–Professional Education）の動向．目白大学健康科学研究，5；85-92，2012.
4 ）多職種連携コンピテンシー開発チーム：医療保健福祉分野の多職種連携コンピテンシー，2016.（http://www.hosp.tsukuba.ac.jp/mirai_iryo/pdf/Interprofessional_Competency_in_Japan_ver15.pdf）（2021 年 4 月 1 日現在）

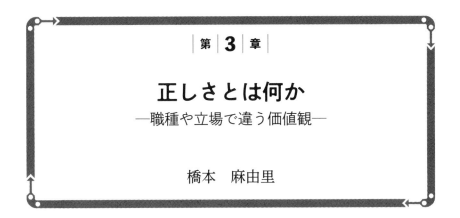

第 **3** 章

正しさとは何か
―職種や立場で違う価値観―

橋本　麻由里

【事例】肝硬変で緊急入院してきた鈴木さん

　非代償性肝硬変で入院してきた鈴木さんは，1人暮らしの80歳男性です。自宅で倒れて動けなくなっているところを，様子を見に行った長男が見つけ，来院しました。すでにお腹は腹水によりパンパンで，黄疸も明らかでした。

　病棟看護師である小松さんが話を聞くと，驚いたことに鈴木さんの視力はかなり落ちていました。病室の電灯がぼんやりわかる程度で，なんと，人の顔がほとんど見えていません。それでも自分の家では間取りや物の位置関係はわかっているので，洗濯も料理も自分でやっていたそうです。食材は，長男が買い物をして冷蔵庫に入れ，ゴミ出しは近所の人が手伝ってくれていました。小松さんはほとんど視力がない鈴木さんが，それでも1人で暮らしてこられたこと，支えとなったコミュニティの力に感服しました。一方で食物の賞味期限がわからず，腐ったものを食べて下痢することもあったようで，いまの生活を今後もずっと続けられるのか，心配に思いました。

　そんな小松さんの心配を感じ取ってか，鈴木さんは「今後も家族と一緒

に暮らすつもりはないし，1人が気楽でいい。よくなったら自宅に戻る」
と強い口調で言われました。以前は，隣町に住む長男夫婦と同居していま
したが，長男の嫁と折り合いが悪く，自分から家を出たことも話してくれ
ました。そして，亡くなった妻の仏壇がある自宅に戻れてほっとしたこ
と，残りの人生は誰にも遠慮せず自分の思うように暮らしたいと話してく
れました。それを聞いた小松さんは，看護師として，なんとか鈴木さんを
自宅に帰らせてあげたいと思いました。

　入院後，腹水を減らす利尿剤の点滴が始まりました。嫌な予感がしてい
ましたが，案の定，主治医から膀胱留置カテーテルを入れるよう指示が
出ました。「信じられない⁉　カテを入れたらベッド上生活になっちゃう
じゃないの！」「この前も，それで寝たきりになって，自宅に帰るのに苦
労した人がいたのに……あの医者，指示の意味がわかってるの？」とモ
ヤっとし，小松さんは主治医に相談しました。でも主治医は「カテーテル
を入れたら安静にできるし，尿量も正確に測れる」「腹水もあるし，ベッ
ド上でも仕方がないんじゃない？」と言います。たしかに主治医の言いた
いこともわかります。

　「でも自宅に戻りたいとの意向があるので，ベッドで寝たきりにならな
いようにしたい」と我慢強く主張すると，「責任もてる？」と言いながら
しぶしぶ了解してくれました。鈴木さんにこのことを伝えると，医師から
膀胱留置カテーテルを入れることの説明を受け一度は了承したものの，本
当のところ，痛いのはいやだと思っていた，と打ち明けてくれました。

　しかし，今度は夜勤の田中看護師が「初めての入院で，そのうえ目も十
分見えないのに，転倒したらどうするの？　尿器でうまく取れるとは思え
ないし，3人の夜勤体制では正直，責任がもてない」と言いだしました。
やっと医師を説得したのに！　同じ看護師同士，なぜわかってくれないの
かと悔しくなりました。でも，田中さんの言うこともやはり正しく思え，
小松さんはそれ以上何も言えず，またモヤっとしてしまいました（なお，
これは実際の事例をもとに創作した架空のケースです）。

どの立場を「正しい」とするか—立場によって違う「正しさ」がある—

　ここでは，まず主治医，小松看護師，田中看護師，鈴木さん本人の立場から，どんな基準や価値観のもとで判断していたかを考えてみます。

　主治医は，適切に治療を進めるために，カテーテルを入れて利尿剤点滴の効果を正確に把握することを考えました。医学的見地からの意見だと考えられます。

　一方，小松さんは，カテーテルの留置でベッド上生活を強いられ，鈴木さんの生活機能が低下することを心配し，医師に相談しました。自宅に帰るという鈴木さんの願いを叶えたいと考えたからです。これはリスクを伴う事柄や人生のあれこれについて，基本は当事者に決める権利があり，医療者の責務はそのリスクについて話し合うことだという立場に基づいています[1]。

　しかし夜勤の田中看護師は，少ない人数での夜勤体制のなかで，鈴木さんが安全に，そして安心して尿器を使えることへの責任を重視し，ケアに責任がもてないことを主張しました。リスクを最小化し，患者の安心安全を確保することが最も重要な責務とする立場です[1]。また，リスクの最小化には，もう一つの意図もあったかもしれません。昨今の医療訴訟や医療報道の激化をみると，どうしてもベストと思う選択よりもリスクの低い選択をしようという力が働きます。専門職自身の安心安全の確保を重視する立場です[1]。さらに 3 人の夜勤看護師という少ない資源を公平に分配するという主張もありました[1]。そして，本人は在宅への復帰だけでなく，痛みのない安楽な状態をも希望しました。

　それぞれもっともであり，その人の立場からの正しい理由があります。正しさとは常に誰かにとっての正しさでしかなく，基準が異なれば正しさの判定も異なることや，どの基準に照らし合わせて判断するのかは，一人一人が決めることであるとされています[2]。よるべき基準により何が正しいかの判断が異なることから，複数のメンバーで意思決定する際に，何が正しいのかを追求しても共通解をもつこと自体が難しいということになり

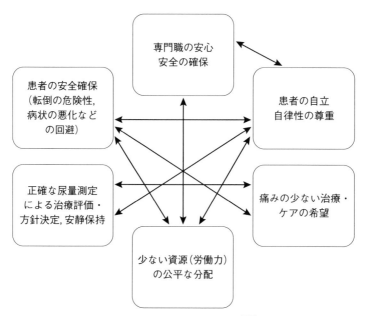

図1　鈴木さんの事例での「正しさ」の対立。□は「正しさ」の信念
　　　の内容，◆━━▶は信念同士が互いに対立関係にあることを示す

ます。よって，各自が思う正しさについて，なぜ正しいのかを主張するだ
けでは，多職種連携もチーム医療も前には進まないと指摘されています[3]。

正しさの対立が決めつけや諦めをもたらす

　この事例において，どんな「正しさ」が対立のもとになっていたかにつ
いて，改めて整理してみると（**図1**），患者の安全を守ること，自分の意
思や決め事に従って行動する自律性とできるだけ自分の力で生活する自立
性を守ること，また病状や治療の成果を正確に把握し，効果的な治療につ
なげていくこと，痛みの少ないケア方法とすること，看護師自身の安心安
全を守ること，そして，3人の夜勤看護師という少ない資源を公平に分配
する，ということが対立の焦点となっています。

　この対立の根本にある「正しさ」を，専門職としての責任という点で考えてみるとどうでしょうか。医師は病状にあった適切な治療を選択することで病状の改善に責任をもち，田中看護師は鈴木さんが安全に初めての入院の夜を過ごせることに責任をもち，小松看護師は鈴木さんの望む生活に戻れるよう生活機能を維持することに責任をもとうとしたと言えます。

　こんなとき，それぞれの職業規範や職業倫理を見てみても，これらの責務のどれもが大事であることがわかるのみであり，意外と行動指針にはなりえません。むしろ思いのすれ違いをお互いの職種観・信念の対立と捉えてしまうと，相容れないと決めつけたり，それ以上話し合うのを諦めてしまいがちです。専門職としての責任感が強ければ強いほど，お互いの意見の対立を深めてしまうことにもなりかねません。

　結果的に，それが率直に意見を言い合うことを妨げるとしたら，それは，正しさの対立が生み出した大きな問題の一つであると考えられます（コラム「いき過ぎた正義は凶器にもなる」参照）。

信念対立解明アプローチの考え方

　多職種連携のなかでの信念対立に対して，お互いの多様性を潰さず，信念対立に耐性のあるチームづくりをするために，京極は「信念対立解明アプローチ」という考え方と方法を提起しています[4]。解明という名の通り，意見の違いは当然あるということを前提に，意見をもったきっかけ，考えたときの諸条件を明確にし合い，お互いに理解し合うことを目指します。そうすることで実施可能な方法を導くプロセスをつくっていくのです。意見や考え方の対立を解決するのではなく，問題が成立している諸条件を変えることで，問題として成り立たないようにしていくことを意図します。そのために，具体的には相対可能性を拓くことと，連携可能性を確保するという2つの方法を示しています。

　相対可能性とは，「私にとっての当たり前は，他人にとっての当たり前ではない，人によって置かれている状況や物事を受け止める観点，価値観

はそれぞれ異なっていると意識化できるようになることである」とされています[4]。また，連携可能性とは，「考え方や感じ方はひとそれぞれだという理解を前提にしたうえで，それでもなお前に進むために協力できることはやっていこうという回路が働く状態を意味している」とされています[4]。

　先ほどの事例に戻ってみると，小松看護師が患者の生活機能を落としたくないと考えたきっかけは，鈴木さんが自宅に帰りたいという意思を語ったことでした。その意思を尊重し，目が見えないなかでも自立して生活してきた鈴木さんの力を維持したいと小松さんは考えました。また高齢者への留置カテーテルの使用がきっかけで，ベッド上生活につながってしまった看護経験への後悔が強い思いとなっています。

　一方，田中さんは，夜勤看護師として，3人で入院患者全体に安全な看護を提供する必要がありました。新たな入院患者である鈴木さんがどの程度，環境に対応できる人なのか確心がもてない状態で，排泄の援助を安全かつタイムリーに行うことに責任がもてないと感じていました。また，主治医は，鈴木さんに対しカテーテルを使用することを説明し，治療後の正確な尿量をつかみ，今後の適切な治療につなげていきたいと考えていました。鈴木さんはというと，とにかく痛いのはいやだから，カテーテルを入れたくないけれど，医師から言われたのでは仕方がないと考えていました。相対可能性を拓くとは，それぞれの考えを唯一無二の意見として主張するのではなく，お互いがそう考えた理由に目を向けていくことです。この場面を振り返ってみると，小松さんはこの日の夜勤の看護業務の状況や見通しについても田中さんに問いかけるべきだったのかもしれません。患者全体を見渡している田中さんの考えを理解することから始め，特に「トイレに行きたい」という訴えがあればすぐに駆けつけなければいけないことも想像してみる必要がありました。そうすれば，鈴木さんのことについて田中さんを悩ませるのではなく，田中さんとともに悩むことができたかもしれません。

　そして，連携の可能性を探っていくために，鈴木さんの意思を踏まえたうえで病状の回復や生活機能について，カテーテルを使用した場合の見通

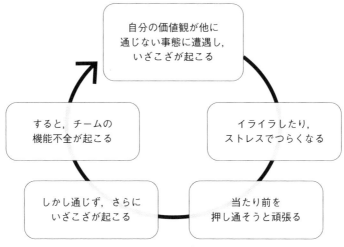

図2　信念対立の基本サイクル（京極[4] を一部改変）

し，使用しない場合の見通しを共有し，まず今夜はどのように考え対応する
か，目標を区切って段階的に生活の自立・自律性を確保できるように考
えてみることもできるでしょう。そうするためには，十分な対話の時間を
確保することが必要になると指摘されています[4]。

意見の対立に伴う感情のわだかまりと事例のその後

　今回の事例では，入院当日の意見の食い違いから，田中さんに対し，同
じ看護師なのになぜわかってくれないのかという思いが小松さんのなかに
ありました。しかし，数日後に，田中さんから，カテーテルを抜くタイミ
ングについてカンファレンスで提案があり，主治医にも確認したうえで，
カテーテルを抜くことになりました。その際，小松さんも鈴木さんの自宅
に帰りたいという思いや生活の状況をカンファレンスで伝えることがで
き，モヤっとしていたことが解けたように感じました。
　京極[4] は，信念対立の基本サイクル（**図2**）として，自分の価値観が通

じない事態に遭遇すると，意見のすれ違いが感情的な問題を引き起こし，イライラ，ストレス，さらにいざこざが起こるなど，チームの機能不全が起こるまでの過程を示しています。今回は，早めに話し合いができたことで，チームの機能不全に至らず，わだかまりの解消につなげることができました。

文　献

1 ）Taylor, B. : Risk management paradigms in health and social care services for professional decision making on the long-term care of older people. Br. J. Soc. Work, 36 ; 1411-1429, 2006.
2 ）高田明典：正しさとは何か．夏目書房新社，東京，2015.
3 ）Chambliss, D.F. : Beyond caring : Hospitals, nurses, and the social organization of ethics. University of Chicago Press, Chicago, 1996.（浅野祐子訳：ケアの向こう側─看護職が直面する道徳的・倫理的矛盾─．日本看護協会出版会，東京，2002.）
4 ）京極真：チーム医療 多職種連携の可能性をひらく─信念対立解明アプローチ入門─．中央法規出版，東京，2012.

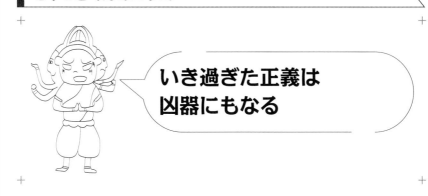

多職種連携のいま，これからを学ぶ
モヤっとくんのコラム

いき過ぎた正義は
凶器にもなる

　閉じられたコミュニティでのいき過ぎた正義はもはや凶器であり，人をも殺めることは歴史が証明しています。かのアドルフ・ヒトラーは，「人間モルモット」と呼ばれる残忍非道な人体実験や大量殺戮を繰り返したことで有名ですが，くしくもその著書「我が闘争」で，正義について述べています[1]。

　　物事の差異を識別するのではなく，肯定か否定か，愛か憎しみか，正義か
　　悪か，真実か嘘かだけが存在するのであり，半分は正しく，半分は違うな
　　どということは決してあり得ないのである。

　　　　　　　　　　　　　　　　　　　　　　　　──アドルフ・ヒトラー[1]

　この極端な価値判断のもとでユダヤ人だけでなく，多くの精神障害者や知的障害者もまた，犠牲になったのをご存知でしょうか[2]。というのもヒトラーのドイツ帝国においては，障害者は「価値なき生命」であり，国家や民族共同体にとっての「お荷物」「劣等分子」とされたからです。そのような存在のために医療や福祉を提供することは無益であり，まして障害者が子孫を残してドイツ民族全体の健康度を下げるようなことがあってはならない，とされたのです。
　もちろん，医療者も無関係ではありませんでした。まずこのナチズムの考え方に，当時の民族衛生学，優生学，医学，遺伝学などに携わる多くの学者らが

賛同し，ナチ「安楽死」作戦が実行されました[2]。1934年から本人の同意によらない40万人もの断種と，治療施設での20万人以上の殺戮がなされ，それに精神科医，神経科医，小児科医，看護師などが加担したのです[3]。

　これは私たち日本人にとっても，遠い国で起こった他人事ではありません。同様の検証や自己批判が求められているのが，日本の医師たちが関与した第731部隊による大量殺戮です[4]。当時の満州にその本拠があり，中国人捕虜など3,000名に人体実験，生体解剖を行い，死に至らしめました[5]。国としても1940年に，「国民優生法」が公布され，精神障害者などの不健全素質の遺伝を防止するためとして，出産を調節する法律が制定されたのは有名です。

「いき過ぎた正義」に陥らないために

　こうした「いき過ぎた正義」に陥らないために，私たち専門職はどのようにすれば立ち止まって考えることができるのでしょうか。

　歴史から学ぶことはとても重要です。しかし，これには独特の難しさが伴います。戦後のドイツ医学界はこの「安楽死」作戦に関わった医師の存在を隠してきました[6]。医師のなかには，戦後にキャリアを断たれずに大きく出世した人さえいたからです。自己批判により責任の所在が明らかになることで，知人や組織に悪影響が及んでしまったら……。ドイツでは医学会だけでなく，多くの人々が自分の関与した非道な行為を思い起こすまいとしました。検証が進んだのは1990年代になってからです。

　自己批判が進むことでわかってきたこともあります。驚くべきことにアイヒマンやシュタングルといった加害者たちはサディストや冷酷な殺人者ではなく「普通の人」であったと主張する研究が出てきました[7, 8]。むしろ，命令に忠実，勤勉で仕事熱心な性格であったというのです。精神科医の小俣は，逆にこのようなメランコリー性格の極端さがあったからこそ前代未聞の大量殺戮が実現できたのではないかと指摘しています[9]。

　では「普通の人」である私たち専門職が有害な思い込みで患者さんを傷つけることのないようにするにはどうすればよいのでしょうか。

　一つのヒントは批判的リフレクションです[10]。人や社会には「普通こうであろう」と信じられている前提（信念や価値観）があります。健常者−障害者，

医師－患者などに見られる力関係もこの例です。こうした前提や力関係が，私たちの実践にどのような影響を与えるかを検討するプロセスを「批判的リフレクション」と言います[10]。

　例えば，患者さんがあるサービスを受けられるようにするために，医師はしばしば障害のレベルを評価することを求められます。ここでは「評価するのが正しい」前提になっていますが，障害評価のプロセスは普通，過度に単純化されていて，その人を誤って表現しがちです。批判的リフレクションを通して，評価の必要性と同時にその限界や悪影響も踏まえておかないと，患者さんの自己イメージを傷つけたり，患者さんとの人間関係に深刻なダメージを与えることになりかねません。

　もう一つのヒントが「批判的リフレキシヴィティ」であり，これは「自分が知っていることの限界をよりよく理解し，他者の社会的現実をよりよく理解するために，世界における自分の立場を認識すること」です[10]。例えば，障害に対するリフレキシヴアプローチは，障害の現在の定義（例えば，個人の「なか」に障害がある）に疑問を投げかけ，この定義の結果として，誰が権力を得たり，権力を維持したりする立場にあるのか（例えば，現在障害のない人々，リハビリテーションの専門家）と，この言葉によって権力が低下する立場にあるのは誰なのか（例えば，障害のある人々）についての認識を高め，この権力の不均衡を生み出し維持する構造やプロセスを変えようとします。

　このように批判的リフレクションとリフレキシヴィティは自分が存在したり，見たり，考えたりする方法の根底にある「思い込み」に絶えず疑問を抱くよう促す概念であり，医療専門職でもその教育が始まっています[10]。　　　　（佐野　樹）

文　献

1）Adolf, H. : Mein Kampf. Zentralverlag der NSDAP, München, 1939.（平野一郎，将積茂訳：我が闘争―民族主義的世界観―．角川書店，東京，1973.）
2）中田雅子，茨木丈博，加藤秀一ほか編：ナチ時代の患者と障害者たち Kranke und behinderte Menschen im Nationalsozialismus ―ドイツ精神医学精神療法神経学会（DGPPN）移動展覧会― "erfasst, verfolgt, vernichtet."（https://www.dgppn.de/_Resources/Persistent/1b7d75a51a8d79b0d0e5b55533d687a097b08d2e/Broschuere_Japan.pdf）（2021 年 4 月 1 日現在）
3）小俣和一郎：ナチスもう一つの大罪―「安楽死」とドイツ精神医学―．人文

書院，京都，1995.

4 ）松村高夫：731 部隊による細菌戦と戦時・戦後医学．三田学会雑誌，106；31-68，2013.

5 ）第 27 回日本医学会総会出展「戦争と医学」展実行委員会：パネル集「戦争と医学」―日本医学界の「15 年戦争」荷担の実態と責任―．三恵社，愛知，2008.（http://avic.doc-net.or.jp/Japanese_panel.pdf）（2021 年 4 月 1 日現在）

6 ）フランク・シュナイダー，岩井一正訳：ナチ時代の精神医学―回想と責任　ドイツ精神医学精神療法神経学会（DGPPN）の 2010 年 11 月 26 日ベルリンにおける追悼式典での談話―．精神経誌，113；785-796，2011.

7 ）von Lang, J. : Das Eichmann-Protokoll : Tonbandaufzeichnungen der israelischen Verhöre. Siedler Verlag, Berlin, 1982.（小俣和一郎訳：アイヒマン調書―ホロコーストを可能にした男―．岩波書店，東京，2017.）

8 ）Sereny, G. : Am Abgrund : Gespräche mit dem Henker. Franz Stangl und die Morde von Treblinka. Ullstein Taschenbuch Verlag, Berlin, 1982.（小俣和一郎訳：人間の暗闇―ナチ絶滅収容所長との対話―．岩波書店，東京，2005.）

9 ）小俣和一郎：異常とは何か．講談社，東京，2010.

10）Ng, S.L., Wright, S.R. and Kuper, A. : The divergence and convergence of critical reflection and critical reflexivity : Implications for health professions education. Acad. Med., 94（8）；1122-1128, 2019.

|第|**4**|章|

あの人とはわかりあえない
―連携でよくある思い込み―

大下　順子

あの人とはわかりあえない……その意味

　困ったことがあって多職種で話をしているのに，ふと「医師は話が通じない」「心理士は一人よがりで困る」などと，感じたことがありませんか。でも少し立ち止まって考えてみましょう。「わかりあえない」と思考停止するのではなく，それはもしかしたら自分の「ものの捉え方」が影響しているのかもしれない，と少し思考を進めてみましょう。

　こうした連携でよくある思い込みをうまく捉えるには，私たちの普段の「ものの見方」を問い直す必要があります。それにはいったん，病院での連携という文脈からあえて離れて「外」の事例から考えたほうがわかりやすいと思います。この点は瑣末に見えて実に本質的です。思い込みというのは金魚にとっての「水」のようなもので，そのなかで暮らしているとあまりにも当たり前すぎてその存在や本質が見えなくなってしまうのです。いったん水槽の外に出る必要があります。

　この章では一風変わった「外」の事例を通して，「ものの見方」がいつ，どうやって変わるのかについて考え，最後に連携における「モヤっと」への考察を試みたいと思います。

【事例】衝撃的なできごと

　地方に住む私は，ある年の秋に東京出身の友人の案内で子ども 2 人を連れて東京へ旅行に行きました。子どもも私も東京へ観光でいくのは初めての体験です。よく「東京の人は不親切」とテレビなどで聞いていたので何かあっても助けてもらえないかもと一抹の不安を覚えていました。一方で今は SNS も発達しているし，友人もいるし，何かあっても自分たちだけでなんとかできるわ，というふわっとした自信とが入り混じった気持ちで東京へ向かいました。

　表参道を歩いていたときに子どもがトイレに行きたいと言い出しました。さすがの友人もトイレの場所まではわかりません。表参道にはたくさんの人がいましたが，誰に聞いたらよいかもわからず，とりあえずコンビニを探し出しそこで聞くことにしました。友人が「私が聞いてくるから待っていて」と言ってくれたので，子どもとその場で立って待っていました。

　そんな私たちに「トイレ？　トイレ探してるの？」と声をかけてくれた人がいました。私が「はい，そうです」とそちらを向くと，映画「時計じかけのオレンジ」さながらの，白黒アイメイクをした，両腕から首にかけてタトゥーがある長身の男性が目に飛び込んできました。途端に私は奥歯に力が入り，総毛逆立ち，気づいたらその男性をガン見していました。

　そんな私の反応をよそにその男性は「（表参道）ヒルズ，ヒルズあるから。ここはトイレがないし，あったとしても貸してくんない。ヒルズはきれいだし，俺も使ってる。ここをまっすぐ行くとヒルズがあるから」と教えてくれたのです。この男性が親切に教えてくれたおかげで無事に子どもはトイレをすますことができました。

変化する「ものの見方」

　この事例は，「東京の人は不親切」「メイクやタトゥーの人は怖い人」という今までの見方から，「私と同じ人間で，しかも親切だ！」へものの見

方が変わった私の事例です。

北米の成人教育研究で「基礎」「伝統」と位置づけをされるまでになっている Mezirow[1] は自身の「変容的学習理論」で，批判的な振り返りを通じ，ものの見方・感じ方・行為の仕方の習慣的な枠組みである準拠枠（frame of reference）を変えていく学習について述べています。ここでいう「準拠枠」とは「あることをよりどころとしてそれに従う枠組み」と定義されており，「ものの見方」とほぼ同義です。事例では「メイクやタトゥーをしている男性は自分とは違う怖い人間」というものの見方がまさしくそれです。

Mezirow[1] の準拠枠の概念で特徴的なのは2つの側面すなわち，全般的・抽象的な「精神の習慣（habit of mind）」と個別的・具体的な「観点（point of view）」をもつとされている点です。前者の「精神の習慣」は社会的規範・慣習，イデオロギー，道徳規範，宗教的原理，哲学，理論的な「主義」といったものから，情緒反応・行為のパターン，パーソナリティ特性，好みの学習スタイルなど個人の心理的傾向まで様々なものが含まれます。

私は時代劇が大好きで，最近では韓国のものにもはまっています。よく見る日本の時代劇にはタトゥー（入墨）をしている男性が出てくると，ほぼ間違いなく悪役であり，ご多分に洩れず悪事を重ねます。また悪人（しかも男性が多い）が島流しを受けるとタトゥーをされて善良な市民と区別をされる場面もあります。事実，江戸時代の入墨は，犯罪者であることとその犯罪歴を一目でわかる形で示す「記号」「烙印」として用いられたようです[2]。

一方，韓国の時代劇ではタトゥーをしている男性があまり出てきませんし，島流しをされてもタトゥーをするという文化・風習もないように思います。ですので，私の準拠枠「メイクやタトゥーをしている男性は自分とは違う」は，すべてではありませんが日本古来の社会的規範・慣習，道徳的規範から影響を受けた可能性があります。

準拠枠のもう一つの側面である観点とは自分や世界についての個別的な

表 1　変容プロセスにおける 10 の局面[1]

1．混乱を起こすジレンマ
2．おそれ，怒り，罪悪感あるいは恥辱感の感情を伴った自己吟味
3．想定の批判的評価（内省や反省）
4．自分の不満感と変容プロセスが他者と共有されていることの認識
5．新しい役割，関係性，行為のための選択肢の探求
6．行動計画の作成
7．自分の計画を実行するための知識や技術の獲得
8．新しい役割を暫定的に試す
9．新たな役割や関係性における能力や自信を構築する
10．新たな準拠枠の決定する条件の下で，自分の生活へと再統合される

解釈を形作る特定の期待・信念・判断・態度等の集合体で，私たちが何を
どのように見るかを恣意的に決定したり，行為の方向性を設定したりする
ものであるとしています[1]。同じリンゴを複数の人が見ると，「赤いリン
ゴ」「丸いリンゴ」「おいしそうなリンゴ」と各々見方が違います。それは
各自固有の観点が違うから，異なって見えるのです。私が男性に会ったと
き，メイクやタトゥーなどのファッションに着目して自分との違いや相手
の危険性を認識したり，東京という場所を手がかりとして他者の親切・不
親切を判断するのは，私の観点といえます。

ものの見方が変容するプロセス

　Mezirow[1] は準拠枠の変容を，これまでの考え方・感じ方・行動の仕方
がどうしてもうまくいかないと感じる状態から始まり，新たなものの見方
のもとでの生き方の確立によって完結するプロセスとして定式化していま
す。ものの見方は固定されたものではなく，特定のプロセスを経て変化す
るといいます。これには**表 1** のような 10 の局面が想定されていますが，
必ずしも順番に進むわけではないとも指摘しています[1]。
　この変容プロセスを参考に，私の体験したことを振り返ってみます。
　1．ジレンマ：タトゥーをしている男性から話しかけられた。怖い，こ

ういう人はろくなこと言わない，ムリと思っていたのに，あれ？おかしい。

2. 自己吟味：もしかして，こんな人が私にトイレの場所を教えてくれるはずがない，役に立つことを教えてくれるはずがないとハナから決めつけていたのは自分のほう？

3. 批判的評価：でも，どうして私はそんなふうに考えたのか。そもそもその考えは本当のことだろうか。

4. 自分の不満を他者と共有：「この人大丈夫かな」と思い子どもを見ると，子どもも私を見ていてお互いにアイコンタクトした。ヒルズに行ったあとにも，「あの人，親切やったよな！」「こわかったな，でも優しかったよね！」と話した。

5. 選択肢の探求：頼るわけじゃないけど，返事をしてみよう。聞く人になり，助言をもらう人になり，それに賭けてみることを選ぶ。

6. 行動計画の作成：教えてくれたとおりに歩き出す。

7. 知識や技術の獲得：表参道ヒルズにきれいなトイレがある，逆にそこまで行かないとトイレはないということを知った。タトゥーをしている男性でも，困っている人にトイレを丁寧に教えてくれるんだということも知った。

8. 新しい役割を暫定的に試す：困っていたことをタトゥーのある男性に話して，聞いたとおりに行動してみた。表参道ヒルズに着いた。

9. 能力や自信を構築する：実際にトイレに着いて，用を済ませられ，あの人の言うことに賭けてよかったと自信がついた。

10. 新たな準拠枠の決定：タトゥーをしている男性が行動していたように，私も困っている人がいたら親切にしよう。これからは人を見かけで判断してその人の話を聞かないという態度を改めよう。

このプロセスを通じて一番重要だと私が思うのが1，2，3です。私は心底困っていなければ，タトゥーをしている男性の話を聞いたり，受け入れたりすることはなかったでしょう。自分に力がなく困っているとき，ど

うしようもなくなって助けを求めるときこそ，新たなものの見方を得られるチャンスといわれます[3]。このような方向感覚すら失わせるようなジレンマが「自明の前提・価値観」のちゃぶ台をひっくり返す契機になることから，中原[4] は変容的学習を「ちゃぶ台バーン的学び」と名づけています。

学習するとは何も特別なことではない

　Mezirow[1] によると学習とは「望ましい結果や目標ではない。それは後に決定と行為のよりどころとなるような解釈を生成する活動」です。ある状況に対してどのように対応し働きかけていくかを決めるために，準拠枠を解釈の枠組みとして用いながら，自ら直面している状況を意味づけ，解釈する活動を意味します。そうすると Mezirow のいう学習とは，何も特別なことではなく，私たちが行動する際に絶えず行っている行為をいうのです。今までの蓄積されてきた経験や知識，育った環境，文化などで構成されている準拠枠は変容プロセスを通り，新しい解釈を生成することもできるわけです。

　この東京での出来事は私のなかに変容プロセスを起こし，今までのものの見方から新しい解釈を生成する活動を与えてくれました。「タトゥーをしている」ことで「悪いひと」だと思っていたことから，「親切な人もいる」「私と同じ人間だ」というものの見方の変化が起こりました。それは狭い枠組みに囚われることなく，自己を幅広い選択肢・可能性に開くこと，自分の意思決定を質的に向上させることにつながったと考えています。Mezirow[5] はこうした学習者のエンパワーメントも，変容的学習の目標の一つであるし，また，エンパワーされるからこそ，自己の前提を批判的に内省できるのだとも指摘しています。

連携での「モヤっと」が変わるには

　多職種連携で「あの人とはわかりあえない」とモヤモヤしても，そこに

よくある自分の思い込みに気づけたときには，その狭い枠組みを横に置き，自分の困っていることを素直に話すことで相手の話の本当の意味が見えてくるかもしれません。その機会を得ることは自己の意思決定を質的に向上させ，多職種との連携を強めることにもつながるでしょう。

　問題は，臨床現場に身を置くと自己の前提を批判的に内省したり，そのための対話をする機会がなかなか得られないことです。現場では，目の前の仕事を次々とこなしていかなければいけません。しかも迅速に，正確に，です。私たちの視線の先には常に「すべき仕事」があり，「自己の前提」は滅多に登場しません。それが当たり前（金魚にとっての水）になっているので違和感すら感じないのが私たちの日常です（コラム「思い込みとその成り立ち」を参照）。

　内省の質も課題です。Mezirow[6]は内省を3種類に区別しています。一つ目は「内容の内省」であり，問題の内容や説明についての振り返りです。二つ目は「プロセスの内省」であり，問題解決の方法について考えることです。そして三つ目が「前提の内省」であり，自己の前提を振り返って，問題自体の妥当性を問い直すものです。正直，一つ目，二つ目の内省の機会はつくれることがあっても，変容的学習の礎となる三つ目の「前提の内省」まで扱えることは稀ではないでしょうか。

　Hamiltonら[7]は看護実習でも，実習現場では学生が仕事に振り回されて「前提の内省」が難しいことを指摘しており，その対策として実習前後に教員らと学生らで合同カンファレンスをもつことや，個別に振り返りを促すことを挙げています。私自身は，多施設多職種で行うオンライン勉強会で，「前提の内省」の機会をつくるようにしており，卒後の変容的学習のためには，このような自宅，職場に次ぐ第三の場所（サードプレイス）をもつ必要があると考えます。

　また，事例で見たように変容プロセスは他者との対話でもたらされる複雑，かつ感情的に揺さぶられる体験でもあります。それに根気よく向き合い，怒りや喜びも当たり前のこととして受け止めてくれる仲間やメンターをもつことも大切だといわれています[8]。意外にもそうした人たちは，学

習者中心の視点（learner-centred perspective）をもった「ファシリテーター」というより，むしろ共に学ぶ「共同学習者」であったり，穏やかな社会の発展を目指して（reformist perspective）批判的な内省を促してくれる人であったりするようです[9]。

文　献

1 ）常葉-布施美穂：変容的学習─J・メジローの理論をめぐって─．赤尾勝己編：生涯学習理論を学ぶ人のために─欧米の成人教育理論 生涯学習の理論と方法─．世界思想社，東京，2004．

2 ）大貫菜穂：変身装置としての「ほりもの」─イレズミの絵画的・文学的表象分析─，2014.（doi/10.34382/00010029.）（cited 2014-03-31）（http://r-cube. ritsumei.ac.jp/repo/repository/rcube/5930/k_977.pdf）（2021年4月1日現在）

3 ）安川由貴子：認識の変容にかかわる学習論の考察─J.メジローの変容的学習論からG.ベイトソンを読む─．京都大学生涯教育学・図書館情報学研究，8；11-28，2009.

4 ）中原淳：「組織を変える」ときに引き起こされる「ちゃぶ台バーン的学び」⁉─リフレクションをうながす「問い」を集める⁉─．立教大学経営学部中原淳研究室，NAKAHARA-LABnet，2016.（http://www.nakahara-lab.net/blog/archive/3225）（2021年4月1日現在）

5 ）Mezirow, J. and Associates : Fostering Critical Reflection in Adulthood : A Guide to Transformative and Emancipatory Learning. Jossey-Bass, San Francisco, CA, 1990.

6 ）Mezirow, J. : Transformative Dimensions of Adult Learning. Jossey-Bass, San Francisco, CA, 1991.（金沢睦，三輪建二訳：おとなの学びと変容─変容的学習とは何か─．鳳書房，東京，2012.）

7 ）Hamilton, C. and Morris, A.H. : Transformative Learning in Clinical Experiences. In :（eds.）, Morris, A.H. and Faulk, D.R., Transformative learning in nursing : A guide for nurse educators. Springer, New York, p.129-137, 2012.

8 ）Cranton, P. : Understanding and promoting transformative learning : A guide for educators of adults. Jossey-Bass, San Francisco, CA, 1994.

9 ）Kaufmam, D.M. : Teaching and Learning in Medical Education : How Theory can Inform Practice. In :（eds.）, Swanwick, T., Forrest, K.A.T. and O'Brien, B.C., Understanding Medical Education : Evidence, Theory, and Practice, 3rd ed., Wiley-Blackwell, Hoboken, NJ, p.37-70, 2018.

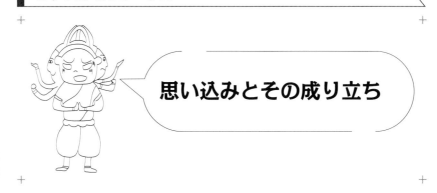

多職種連携のいま，これからを学ぶ
モヤっとくんのコラム

思い込みとその成り立ち

　私たちは，ある地域（青森）の人が共通してある特徴（職業はりんご農家）をもっていると漠然と信じています。当てはまらない人もいるのに，それは無視してイメージが形成されています。このように人々を分けるカテゴリーに結びつき，そのカテゴリーに含まれる人が共通してもっていると信じられている特徴をステレオタイプといいます[1]。ステレオタイプがあるから私たちは「東京の人は不親切」などと思い込んでしまうわけですが，一方でそれで効率的な生活も送ることができています。「思考の節約」ができ，情報過多で多様な現実社会でもそれを単純化，整理して捉えられ，素早く判断できるからです[1]。

　では，本章の事例に出てきた「東京の人は不親切」というイメージはどうつくられたのでしょう。社会学者の阿部は岡山でのフィールド調査をもとにいまの若い世代における「東京」の位置づけの変化を指摘しています[2]。

　まず「上京＝成功」時代の終焉です。団塊ジュニア世代（1973 ～ 1980 年生まれ）の典型的な物語は，地方都市で豊かな子ども時代を送り，上京して親の金で贅沢な大学生活を送ったが就職に失敗して，親元に戻って親の脛を齧りながら生きる，転落人生であるとしています。その親である団塊の世代（1947 ～ 1949 年生まれ）が，集団就職で地方から大都会に移動して，貧しかった地方での生活を抜け出し，大都会で経済的に成功するといった上京物語で語られるのとは対照的です。いまや東京は「挫折を味わう場所」であり，「都落ちしても誰

も助けてくれない不親切な大都会」になったとしています[2]。

　一方で親元での地方都市の生活は若い世代に魅力的なものに変化したともいいます[3]。イオンやコンビニに赴き，ユニクロの服を着て，TSUTAYA に通う。大都市のような刺激的で未知の楽しみがあるわけではないけれど，田舎ほど退屈なわけではない，安心してほどほどに楽しめる「ほどほどパラダイス」になったというのです。さらにイオンのようなショッピングモールでは，かつての商店街にあった「様々な地域の大人と"近所づきあい"しないと生活必需品を入手できない」煩わしさもなく，"遠足"のごとく着いてしまえば匿名の存在となれるとされます[4]。地方都市でいまの若者は家族，友人との関係のなかでほぼ生きていくことができ，それ以外の地域や社会との人間関係は少なくなるなか，「東京の人は○○」のようなイメージ先行の裏づけが薄い「幻想」や「おしつけ」が増えていると阿部[3]は警鐘を鳴らしています。

思い込みについて立ち止まって「深く」考える

　このように私たちの思い込みについて深く考えると，幼少期の頃から自然に獲得されるものと，成長の過程で自ら獲得していくものの両方があることに気づきます[5]。特に前者は，本章の事例のように，「タトゥーがある長身の男性が立っている姿が目に飛び込んできた途端に」無意識的に賦活化されて，私たちの思考や判断に影響するためコントロールが難しく，アンコンシャスバイアスとかブラインド・スポットとも呼ばれています[6,7]。水槽で育つとその世界があまりにも当たり前すぎて，そこにある水が見えなくなってくるのは，その成り立ちから考えてもごく自然なことなのかもしれません。

　読者の方のなかには「東京の人は不親切」という思い込みひとつとっても，どうしてここまで深く考える必要があるのか，と疑問に思われた方もいるでしょう。水槽のなかの水に流されながら，微調整はしても大きくはやり方を変えずに長くやっていくのもたしかにひとつの生き方です。不自由や束縛は必ずしも悪いことではなく，人に快楽をもたらすものでもあります。でも，本章の事例のように，あるとき，別の可能性を考えたくなるかもしれません。考えざるを得なくさせる出来事が，あなたにも起きるかもしれません。

　そのときには，立ち止まって「深く」考えるのも一つです。哲学者の千葉[8]

によれば，「こういうときはこうするもんだ」と周りのノリに合わせて生きている状態から立ち止まって深く考える方法として，まず周りのノリに癒着してしまっている自分の「言葉」を解体することが必要だとしています。そして，「これからは人を見かけで判断してその人の話を聞かないという態度を改めよう」とか，「タトゥーをしている男性が行動していたように，私も困っている人がいたら親切にしよう」とか，現実でない可能性をとりあえず形にしてみるのです。いま属している環境にはない可能性を，単に言葉の力で創造するわけです。人間が夢や希望を抱き，実際にそこへ向かっていけるのは，このように言葉を「周りのノリ」という環境から切り離して操作できるからで，深く考えるとはまさに言語偏重になることであると，千葉[8]は指摘しています。　　　　　（佐野　樹）

文　献

1）上瀬由美子：ステレオタイプの心理学．サイエンス社，東京，2002.
2）阿部真大：「地方ならお金がなくても幸せでしょ」とか言うな！日本を蝕む「おしつけ地方論」．朝日新聞出版，東京，2018.
3）阿部真大：地方にこもる若者たち―都会と田舎の間に出現した新しい社会―．朝日新聞出版，東京，2013.
4）中沢明子，古市憲寿：遠足型消費の時代―なぜ妻はコストコに行きたがるのか？―．朝日新聞出版，東京，2011.
5）Devine, P.G. : Stereotypes and prejudice : Their automatic and controlled components. J. Pers. Soc. Psychol., 56 ; 5-18, 1989.
6）守屋智敬：あなたのチームがうまくいかないのは「無意識」の思い込みのせいです―信頼されるリーダーになるたった一つのこと―．大和書房，東京，2017.
7）Banaji, M.R. and Greenwald, A.G. : Blindspot : Hidden Biases of Good People. Bantam Books, New York, 2013.（北村英哉，小林知博訳：心の中のブラインド・スポット―善良な人々に潜む非意識のバイアス―．北大路書房，東京，2015.）
8）千葉雅也：勉強の哲学―来るべきバカのために―．文藝春秋，東京，2017.

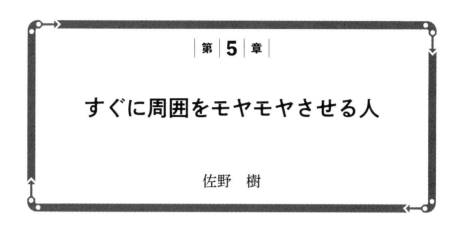

第5章

すぐに周囲をモヤモヤさせる人

佐野　樹

【事例】俺さま先生と他人さま先生

　私が以前，北海道で働いていたとき，保健師さんからある病院の医師についての相談を受けたことがあります。その医師は「俺さま先生」と呼ばれていました。というのも，自分の知らないところで他職種が担当患者さんに関わるのをすごく嫌がる先生で，「担当してもいいけど俺（さま？）の許可なく余計なことするな」が口癖でした。また，問題がややこしくなると「〇〇にさせろ。それは俺（さま？）の仕事じゃない」と投げ出すことでも有名でした。

　一方で，どんな要望にも「任せて！」と安請け合いしてしまう医師についての相談もありました。他人さま第一で，全部自分で抱え込んでしまい，部下に面倒な仕事をふることもできず，手が回らなくなって結局は投げ出すので「他人さま先生」と言われていました。例えば地域から会議に呼ばれて行くと肝心の先生がドタキャン。同じ病院の他職種ですら，突然の休暇について何も聞かされていません。理由は過労による体調不良でした。また，介護保険の主治医意見書がいつまでたっても書き上がらず，介護認定が取り消された患者さんもいました。

　一見，正反対のこの2人ですが，どちらも患者さんの前では誠実そのも

表1　複雑な状況で失敗する人の特徴（文献[1] を参考に筆者作成）

- 状況の分析なしに行動を起こす
- 二次的な影響や長期的な反作用を予測せずに動き出してしまう
- さしあたって問題点がなければ，正しい判断だと思ってしまう
- 課題をこうだと決めつけてしまい，その"プロジェクト"に夢中になって，新しく対処が必要になったことや状況の変化を見逃してしまう
- うまくいかないときに冷笑的な反応をしがちになる
- 困難な問題を人任せにして逃げ出す
- 問題を解決したつもりになってしまう
- 新しい情報が入ってくるとそれまで取りかかっていた重要な問題からすぐに注意をそらしてしまう（その場主義）
- 解決すべき問題は放っておいて解決しやすい問題から着手してしまう（論点の横滑り）
- 自分の行動の反省を渋る

のです。評判も決して悪くありません。診察室ではいわゆる「いい先生」なのです。ある疾患に造詣の深い専門の先生でもあり，原因がはっきりしていて解決まで1人で完結できる問題では比較的うまくいきます。しかし問題がややこしくなると他職種を威圧したり，急に問題を投げ出したりして途端に周囲をモヤモヤさせます。

複雑な問題で周囲をモヤモヤさせる人の特徴

　心理学者の Dörner によれば，このように複雑な状況で失敗する人には**表1**のような特徴があるといいます[1]。これを見ると，なるほど，どちらの先生もよく当てはまります。

　Dörner によれば彼らは無力感に耐えられない人たちです[1]。つまり，俺さま先生は担当患者さんに対するケアのすべてをコントロールしていないとすぐに無力感に襲われてしまいます。他人さま先生は他者からの要望のすべてに応えていないと無力感に苛まれるのです。意図した方向に影響を及ぼす能力（またはその能力をもっているという認識）をコントロール

感覚（sense of control）と言いますが，彼らはその感覚が失われそうになると（loss of control），それを嫌って確かで安全なところに逃避しようと，表 1 のような病的反応を示すというのです[2, 3]。

コントロールの手綱を緩めるのは誰でも気持ち悪い

　でも，よく考えると，これは誰にでも多少はあることです。あまり意識していないかもしれませんが，私たちは普段，なに不自由ない暮らしをしています。お腹がすいたとき，ちょっと一息つきたいとき，どう考え，行動するか，自由に選べます。そのための判断材料もすぐに手に入れられることがほとんどです。そのため，私たちは物事を常に把握しているのが普通で，コントロールの手綱が緩むこと（loss of control）を嫌がる傾向をもっています。そういう意味では，単に私たちがその存在に気づかないだけで，多かれ少なかれどんな人のなかにも俺さま先生や他人さま先生がいるのかもしれません。

　この傾向は医師の場合は特に強いと言われます。医学教育で問題をコントロールするための方法をとことん教え込まれるからです[2]。正確に診断し，望ましい治療効果を得ることや，縦社会という（コントロールを目的とした）管理組織に馴染んだり，何よりも治癒のためのコントロールという医学のミッションを学びます。現場に出てからも患者の血圧管理，自分の体調管理，病院の採算管理とコントロールに余念がありません。コントロールの心地よさには中毒性があり，一度それに没入するとなかなか逃れられなくなる（そしておそらく逃れたいとも思わなくなる）という研究者もいます[4]。これでは，コントロールの手綱を引き締めるのが日常的で心地よく，緩めるのが気持ち悪くても不思議ではありません。

コントロールが失われる気持ち悪さとどう向き合うか

　複雑な問題では多くの要因が影響するために，コントロールできる要因

表2　コントロールの4つのモード[2, 3]

ポジティブアサーティブ (Positive Assertive：PA)	ポジティブイールディング (Positive Yielding：PY)
コントロールの手綱を握ってモードを修正する。 自分自身と（または）周囲の状況を変化させることに注力する。 • しっかりと，導きつつ，ニーズについて把握する	コントロールの手綱を握るための努力をあえてしないでおく。 ものごとをあるがままに受け入れることでコントロール感覚を得る。 • 辛抱強く，信じつつ，受け入れる
ネガティブアサーティブ (Negative Assertive：NA)	ネガティブイールディング (Negative Yielding：NY)
コントロールの手綱を強く引きすぎてしまう（特に変えられない状況やコントロールができない状況で）。 • 支配する，操作する，自説を譲らず独善的になる	コントロールの手綱を緩くしすぎてしまう。 無力感に苛まれ，無抵抗になる。 • 臆病で，優柔不断で，操作されるがままになる

と，できない要因が混在するのが一般的です。さらに多職種連携における「モヤっと」のように，何が影響していて，何が原因なのかの判断材料が，その場ではよくわからないこともあります。そういうときに私たちは目前の問題以外に，コントロール感覚が急速に失われていくような気持ち悪さ（loss of control）ともうまく向き合っていかなければなりません。

　Shapiro[2, 3] のモデルによると，loss of control との向き合い方は一般に4種類に分けられます（表2）。症例の俺さま先生のように他職種を操作，威圧してコントロール感覚を取り戻そうとするのは，「コントロールの手綱を強く引きすぎてしまう」ネガティブアサーティブ（NA）モードです。一方で，状況がコントロールできそうもないと早々と諦めてしまうのは，「コントロールの手綱を緩くしすぎてしまう」ネガティブイールディング（NY）モードです。ここでのイールディングとは，降伏する，従属する，他人の言いなりになるという意味です。

　他人さま先生も実際にできるのか不確定な要件を確定的なものとして安請け合いする NA モードから，今度は一転して投げ出す NY モードまで

をとっていました。これらネガティブモードは周りをモヤモヤさせるだけでなく，そのモードをとっている本人にもストレスがかかりやすく，燃え尽き（バーンアウト）やアルコール依存症と関連があるといいます[2]。

　Loss of control に対し，より建設的に対応しようとするのがポジティブモードです。「コントロールの手綱を握ってモードを修正する」ポジティブアサーティブ（PA）モードでは状況から新しい手がかりを得たり，複雑な問題へ向き合ったりする方法を探ります。状況把握に重点が置かれ，もちろんその対象には自分自身も含まれます。「コントロールの手綱を握るための努力をあえてしない」ポジティブイールディング（PY）モードでは，受け入れることに主眼を置き，今はどうなるかわからなくても，状況は変わっていくと信じます。ここでのイールディングはしなやかに，柔軟に受け入れるという意味を指しています。

　ポジティブモードを使いこなすには自分自身を把握する能力が必要とされます[2]。例えば，私は威圧的，かつ私欲で物を言う人が大の苦手です。そういう人の前ではその場から逃れたいあまり，実際にできるか不確定な要件をすぐに安請け合いする NA モードに傾きやすく，これまで何度も痛い目を見てきました。その場では NA モードという意識なく請け負うのですが，後になって「あのときはこう言っただろ！」と責められてはじめて失敗したことに気づきます。願わくば，威圧的な相手でもしっかりと言い分を把握する PA モードが取れるとよいのですが，それが私は苦手なのです。言い分を把握するその実，「要求を飲んだ」と捉えられてしまわないよう「聴く＝了承ではない」と釘まで刺せればベストです。

　もとは研修医時代に患者中心の医療モデルを叩き込まれ，私はまず相手の思いを聴く姿勢は染みついているようです。そこから相手が良心で言っているのか，私利私欲のためか，注意深く把握する努力をすればよいのに，それをせず要望を受け入れてしまう悪いクセがあるようです。ポジティブモードを使うにはこうして自分が知り得ることの限界を把握したり，陥りやすいコントロールモードをいつも意識しておく必要があります。その能力を磨くのに Shapiro[2, 3] はマインドフルネスやリフレクショ

ン（内省）が役立つのではないかと述べています。

俺さま（他人さま）先生と一緒にやっていくために

　とはいえ，いくら自分がポジティブモードを使おうと努めていても，相手もそうしてくれるとは限りません。むしろ，「連携が苦手な先生」として内外で有名になっている人というのは，そんな自分の評価にさえ気づかず，いつもネガティブモードを行ったり来たりしている印象です。事例の先生たちもまさしくそうで，自分がどんなモードを使っているのか，それが周りにどんな影響を与えているのか，気づいていない──。というよりも，あえて（戦略的に）見ないふりをしているのではないかと勘ぐってしまうほどでした。

　私たちの勉強会でも，俺さま（他人さま）先生はよく話題に上ります。外科系よりも内科系，チームでなくて1人で患者さんを診ることが多く，自分で問題を解決したい（しなければいけない）立場の先生でよく見る，小児という同じ科であっても，「厳密に管理なんてできないのはみんな知っている，そのうえでなんとかやるのにみんなで知恵をしぼる」小児糖尿病ではあまり見ず，徹底管理をしなければいけない病気に向き合う小児血液・新生児の分野ではしばしば出会う，などです。世代によっても違うとか，医師に限らず師長級になってベッドコントロールにピリピリする看護師にも現れるという意見もありました。面白かったのは文脈や環境によっては，それが必要とされる一面でもあるという点です。

　また，「医学教育がコントロールを教える」という話をしましたが，勉強会では医師を目指す人はもともと「コントロールしたい人」が多いのではないか，という指摘もありました（逆に看護師をめざすのは「つくしたい人」が多く，ダメンズ［ダメ男］につかまりやすいとも）。つまり日本では，医師というとどこか「権威的」というイメージがあり，「自分の力で患者さんを救うのだ」と医療のなかでも絶対的な存在になろうとして医師をめざす，というわけです。言われてみると一定数そういう人はいる気

もします。

　精神科医の岡田[5]によると，こうした他者に対するコントロール欲求というのは主に母親との間で幼少期からすでに育まれると言います。特にかまってくれるときと，無関心なときの差が大きいケースや，神経質で厳しく過干渉な親の場合には，予測不能な親の行動をなんとかコントロールしようと，4から6歳くらいには親を支配したり，操作したりする行動が見られるとされます。心理的に優位な立場を固持したり，時には心理的な衝撃を与えることで親を思い通り動かそうとするのです。生まれもった条件が厳しかったり，何の落ち度もないのにいきなり消えない傷を負わされた人たちが，その幼少期を生き延びるための戦略としてネガティブコントロールモードを身につけてきた可能性もあるということです。これらの医療，教育，社会，養育環境などを考えると，連携「能力」がないとして「その人が悪い」「医師失格だ」というのもなにか偏った見方に思えます。本来は社会全体が取り組むべきことのような問題を「自己責任」として個人化したり，さも1人でそれを修正すべきという風潮が近年強まっているという人もいます[6]。

　先のDörnerによれば，ネガティブモードに陥りそうになったときには，小さくてもよいのでコントロールできることに注目するとよいと言います[1]。かたや私たちがネガティブモードの人に向き合うには，コントロールできるなにか，つまり「餌」を与えて上手に「手のひらで転がす」，それがポイントかもしれません。しかも，本人は転がされていると気づかない，というのがベスト――勉強会でそうメンバーから教えられたときには妙に腑に落ちた気がしたのでした。

文　献

1）Dörner, D. : The Logic of Failure : Recognizing and Avoiding Error in Complex Situations. Metropolitan Books, New York, 1996.（近藤駿介監訳：人はなぜ失敗するのか. ミオシン出版, 東京, 1999.）
2）Shapiro, J., Astin, J., Shapiro, SL. et al. : Coping with loss of control in the practice of medicine. Fam. Syst. Health, 29 ; 15-28, 2011.

3) Shapiro, Jr, D.H., Schwartz, C.E. and Astin, J.A. : Controlling ourselves, controlling our world : Psychology's role in understanding positive and negative consequences of seeking and gaining control. Am. Psychol., 51 ; 1213-1230, 1996.

4) Csikszentmihalyi, M. : Good Business : Leadership, Flow, and the Making of Meaning. Penguin Putnam Books, New York, 2003.（大森弘監訳：フロー体験とグッドビジネス．世界思想社，京都，2008.）

5) 岡田尊司：愛着障害─子ども時代を引きずる人々─．光文社，東京，2011.

6) Bauman, Z. : The Individualized Society. Polity Press, Cambridge, 2001.（澤井敦，菅野博史，鈴木智之訳：個人化社会．青弓社，東京，2008.）

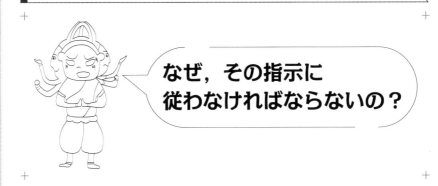

多職種連携のいま，これからを学ぶ
モヤっとくんのコラム

なぜ，その指示に
従わなければならないの？

　病院で働いていると，ある人の指示にはすんなり従えるのに，同じ内容でも別の人から指示されると「なんでそんなことしなきゃいけないの？」とモヤモヤすることがあります。これは考えてみると不思議な現象だと思いませんか。いったい何が起こっているのでしょう。

　Saxena ら[1] は，人が「何をもって（power bases）」他者や周囲に影響を与えているのか，説明する枠組みをいくつか紹介しています。ここではそのうちの一つとして French と Raven[2, 3] を引用し，人のもつ6つの勢力について考えたいと思います。

1. 強制的勢力（coercive power）：懲罰や恐怖を与える力をもつ人が，無理矢理人を動かすときの勢力のことをいう。例えば患者さんに害が及ぶ危険がある場合のように，指示が相手の価値観や心情を脅かすほどに懲罰的であるときには反感を買いやすい。そうでなければ相手が「とりあえず従う」ことはよくある。しかし，この勢力を駆使しても何か新しいものを相手と一緒に創造できることはめったにない。

2. 報酬的勢力（reward power）：報酬を与える力や行為によって，相手に影響を及ぼす勢力のことをいう。行為というのは，たとえば相手を褒め

たり，促したり，業績評価することをいう。その基準が客観的で体系的なものであれば，その影響は強まるが，姑息的であったり，自分勝手なものであればうまくいかない。

3．正当的勢力（legitimate power）：組織における立場上，その人の言うことを聞くのが正しいと判断される場合，相手に及ぼす勢力をいう。例えば，「直属の指導医の指示」は正当的勢力を有するが，飛び越し指示，つまり，正当な権限のない他部門の管理職の指示は，正当的勢力を有しない。また，正当であるほかに，その指示が利益があると相手に判断されると，その指示は勢力をもつことが多い。状況が差し迫っているとか，刻々と変化している場合に，その指示が礼儀にかなっており，しかもとても的を得たものだと，正当的勢力は大きな力を発揮することがある。

4．準拠的勢力（referent power）：相手に対し魅力を感じ，あるいは尊敬し，自らの意思で「その人のようになりたい」という気持ちから受ける勢力をいう。最も重要で，現実的な力である。例えば，信頼された指導医と研修医との間，人気のある院長とそこで働きたいという医師との間に生まれるような関係で見られる。勢力をもつ人の個人的特性に依存する部分が大きく，正直で誠実，頼り甲斐がある，信頼できるといった特性が必要になる。

5．専門的勢力（expert power）：問題に直面したときなどそれを解決するうえで，自分よりも解決能力（知識，技術，経験）がある人に感じる勢力をいう。例えば，トラウマ専門家などその分野のスペシャリスト，経験豊富な薬剤師，コンピューターに詳しい同僚などがこの勢力を有する。指示に説得力があり，しかも何のためにその問題を解決したいのかという目的をしっかりと共有できていると，指示された相手は自ら動く。逆に指示する側が問題解決の目的に無関心だったり，指示する相手の価値観に反するような目的だったりすると反発を招く。

6．情報的勢力（information power）：特定の人しか知らない情報をもって
いたり，それを巧みに発信する人から受ける勢力のことをいう。例えば，
誰も知らない情報をもっていたり，その情報が目前の仕事に重要である
とか，個人的な目標やキャリアのために重要であるときに力を発揮する。
その情報がもはや自分に関係なくなってしまったり，優先度の高いほか
の指示があったりする場合には勢力は弱まる。

　前半の3つ，強制的，報酬的，正当的勢力は，組織での地位が高くなれば誰
でももてる勢力です。しかし，これらは短期的な効果しかなく，うまく使わな
いと相手の反感を買ったり，相手をモヤモヤさせたりします。1〜3を必要最
小限に抑え，4．準拠的勢力，5．専門的勢力，6．情報的勢力などをバラン
スよく発揮することが理想です。しかし，なかには1〜3ばかりを使ってくる
人もいますし，5や6であったとしても指示内容が倫理や道徳に反しているよ
うに感じてモヤモヤすることもあるでしょう。
　また，4．準拠的勢力，5．専門的勢力，6．情報的勢力は，自らの特性や
努力で獲得する勢力です。これらの勢力を有することで，他者からの信頼や尊
敬を得ることにつながり，その実績がまた準拠的勢力を高めることになります。
しかし，準拠的勢力は，行き過ぎると，指示する側の思想をすべて受け入れ，
自分で考えることをやめてしまう人々をつくり出す危険性があることも意識し
ておくべきでしょう。
（佐野　樹）

文　献

1）Saxena, A., Meschino, D., Hazelton, L. et al. : Power and physician leadership.
BMJ Leader, 0 ; 1–7, 2019.
2）French, J.R.P. and Raven, B. : The bases of social power. In : (eds.), Cartwright,
D.P., Studies in Social Power. Institute for Social Research, University of
Michigan, Ann Arbor, MI, p.150–167, 1959.
3）Raven, B.H. : Social Influence and Power. In : (eds.), Steiner, I.D., Fishbein,
M., Current Studies in Social Psychology. Holt, Reinhart & Winston, New
York, p.371–381, 1965.

第 **6** 章

どうやって決めるか
─職種ごとに違う物事の決め方─

上原　優子　　佐野　樹

【事例】作業所へ行きたい幸子さん

　幸子さんは，短大生のときに統合失調症と診断されました。卒業後は，歯科助手などをしていましたが，集中力が続かず離職し，20代前半は実家でのんびりと過ごしていました。その後知り合いの勧めで，ある宗教に入信しその道場で生活することになりました。簡単な作業などをしていましたが，薬の内服を禁止されたことで，病状が悪化し寝たきりとなってしまいました。心配した家族が迎えに行き，25歳で精神科病院へ初回入院となりました。当初は反応も乏しく，意欲も著しく低下していましたが，治療が奏効して笑顔も戻ってきました。退院後は，病院近くのアパートに住み，訪問看護を受けて生活を始めました。

　もともと，生活能力の高かった幸子さんは，単身のアパート暮らしでも難なく家事をこなしていました。訪問看護チームの一員として，ソーシャルワーカーの坂本さんもアパートを訪ねては，生活上の相談にのってきました。退院して3ヶ月がたち，幸子さんから「作業所に通ってみたい」と話が出ました。ずいぶん前に実家近くの作業所に通った経験があり，そこでの楽しさを思い出したようでした。高い家事能力を目の当たりにしていたので，作業所での軽作業は十分可能だろうとアセスメントし，早速，主

治医に相談したところ，「作業所はどうかな……もう少し様子を見てから
にしたら？」と予想外の返答が返ってきました。

　「なぜ，ダメなんだろう」とモヤモヤしながらも幸子さんに主治医の意
向を伝えました。しかし，幸子さんは，「作業所はこの近くでどんなとこ
ろがあるのか見学したい。毎日家にいても退屈で……」と今度は別の訪問
看護師に繰り返し訴えたのです。そこまで言うならばと一緒に近くの作業
所に見学に行ってみた，とその看護師から報告がありました。見学後の様
子を訊ねてみたところ，好印象であったとのことでした。そこで坂本さ
んは，訪問時に「自宅での生活で，食生活もワンパターンになりがちだけ
ど，作業所では昼食が出るから食事のバランスもとれるので，いつか通え
るようになるといいね」と伝えたところ，幸子さんはニコニコと嬉しそう
にうなずいていました。

　坂本さんは，なんとかもう一度，主治医と相談して作業所に通えるよう
にできればいいなと思っていた矢先，今度は別の訪問看護師から，「作業
所に行くと負担が増えて，生活リズムが狂うので私は正直やめたほうがい
いと思う。主治医もそう判断したから様子見と言ったはず」と言われてし
まいました。チーム内での意見が真っ二つに割れ，時間だけが過ぎてしま
い，作業所へ行く話が進まないことでとうとう幸子さんは怒り出してしま
いました（なお，これは実際の事例をもとに創作した架空のケースです）。

患者中心の共同意思決定とは

　近年，精神保健福祉の実践においては，支援内容や治療方針を決定する
際に，精神疾患をもつ当事者の背景や希望を考慮することが求められてい
ます。これはいままで患者が意思決定に参加することが稀であったという
歴史的な反省から来ています。一方で，こうした患者中心のアプローチで
は，当事者自身は「大いなる前進」を望みがちになり，患者中心を目指す
からこそリスク管理もより重要になると言われます[1]。つまり，当事者の
背景や希望と同じくらい，それが「いまここで」とるリスクとして相応し

いレベルかをみんなで検討し，治療上譲れないこととのバランスをとる必要があります。特に医師や看護師はそうしたリスク管理に長じた専門性をもっていますが，だからこそ当事者側の視点に立つ支援者や当事者自身とのすれ違いがいっそう起こりやすくなると指摘されています[2]。どうやって決めるかでモヤモヤしてくるのです。

　事例のように共同で意思決定する機会がなければ，たとえ各々の関係者が時宜にかなったアセスメントをしていても，職種毎に違う慣習に従ってそれぞれがバラバラに物事を決めることになります。結果，発言権の強い人の一言で方針が決められてしまったり，逆に話が進まなくなったりしてしまうでしょう[3]。最近は「もう，好きなようにやらせれば？　失敗したら自業自得だし」というような，患者中心の名を借りた極端な自己責任論も見られると言われます[4]。そして，幸子さんのように，したいと思っていた仕事探しを一部の関係者に止められた，邪魔されたと感じてしまうと，今度はその職員との信頼関係が崩れてしまい，本来必要なコミュニケーションをとることもますます難しくなってしまいます。

　残念ながらこれまで病院の現場では医師と看護師が共同で意思決定する機会は稀であったと言われます[5]。みんなで検討してチームの一員として動く，というよりは自分一人の判断でスッと動くほうに私たちは慣れてしまっているようです。共同意思決定の場がたまにやってくると，看護師は互いの意見を活かそうとしたり，妥協点を探そうとするのに対し，医師は看護師に自分の意見を飲ませるようなスタイルをとりがちだと指摘されています[6]。これは，個人の問題というより，看護師という職種が寄り添う姿勢を大切にしていたり，対決や自己主張を避けるからだとか，看護師になる過程で自分の意見を控えて医師の意見を立てることを学ぶからかもしれません[6]。問題を明確にして，選択肢を吟味して……と悠長にやっている時間が現場にないと捉えている人もいる，という指摘もあります[7]。

　しかし，「意見を突き通す」スタイルか，「受け入れる」か，はたまた「互いの意見を活かす」のか，多職種の誰がどちらのスタイルをとるのが正しいのかは状況によって変わりますし，事後的にしかわからない

こともよくあるとされています[2, 8]。そこで，この章ではそうした職種毎に違う物事の進め方を尊重しつつ，当事者，家族，専門職が共同して時宜にかなった支援や治療の内容を決める，多職種での共同意思決定（Interprofessional Shared Decision Making：以下 IP-SDM）の取り組みを見てみたいと思います。

意思決定には 3 つのモデルがある

　IP-SDM の前に，基本となる意思決定の 3 つのモデルについておさらいしておきます。パターナリズムモデル，情報提供モデル，そして共同意思決定（Shared Decision Making：以下 SDM）モデルです。今回，紹介する IP-SDM は 3 つめの SDM の多職種連携版になります。

1．パターナリズムモデル（Paternalism model）
　医師は権威ある存在として認識され，医師が医学的判断に基づき，治療の決定をしてきたパターナリズムモデルでは，医師が最善の治療を行っていると患者は考えています。そこでは医師が立てた治療方針に，患者は従順に応じることが期待されています。

　このモデルでは患者は十分な情報を与えられずに治療されることもあれば，一方的に簡単に伝えられることもあるため，患者の意見が反映されない点が問題視されました。しかしながら，命を救うために即座に決断を下す必要があったり，「医師にはすべてを決めてほしい」「治療方針を決めてもらうと安心できる」など患者や家族の不安が強い場合などには，このパターナリズムモデルが望ましいといえます。

2．情報提供モデル（Informed model）
　1980 年代以降，医師の絶対感が薄らいで，個々の治療には異なる利点とリスクがあり，こうした「はざま」に患者が立たされていることが認識されるようになりました。医師が治療によって生じる利点やリスクの情報

を患者や家族に提供し，治療の選択・決定についてはほぼ全面的に患者に
ゆだねられるというのがこの情報提供モデルです。

　一見よい方法に思えますが，医師の情報提供は一方的で，医師と十分な
議論を行うこともなく，多くの情報を伝えられた患者や家族が迷いつつも
方針を決定しなければなりません。選択肢も YES か NO の2パターンに
絞られやすく，選択権は患者側にあるものの，医師から冷たく放り出され
たように感じてしまうことも時にはあります。決して患者の満足度は高く
はありませんが，セカンドオピニオンなどの1回限りの相談では適してい
るといえます。

3．共同意思決定モデル（SDM model）

　1990年代後半から共同意思決定（SDM）という考え方が生まれ，注目
されるようになりました。これは患者自身の好みと医師の経験を取り入
れ，患者と医師が共同して意思決定していくモデルです。患者の特性を考
慮して適切な治療を推奨し，その場の状況に応じて臨機応変にふるまいま
す。医師は自分の意見を押しつけず，責任を放棄することもありません。
患者の不満や批判を聞き入れ，患者とのやりとりを喜んで行います。

　SDM によって患者は医師から尊重されていると感じ，自信が回復し，
治療へのモチベーションが高くなることが期待され，アドヒアランスが重
要な疾患において適しているといえます。

IP-SDM（多職種での共同意思決定）とは

　これまでの SDM モデルは，主に患者と医師の関係を前提としていまし
た。しかし，実際の臨床現場では，事例のように患者ケアについて専門職
同士で意見が割れたり，利害関係のある家族の意図が入ってきたりするこ
ともよく経験します。IP-SDM はそのような複数の関係者が，患者ととも
にワイワイ，ガヤガヤしながらその健康問題について決めていくことを
想定したモデルです[9]。

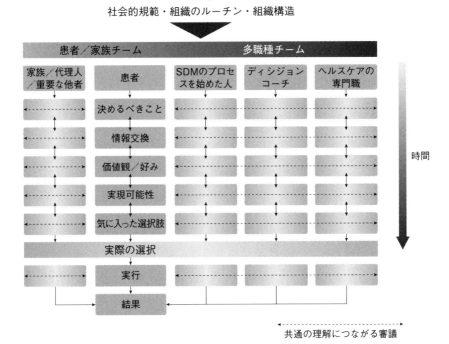

図1　多職種での共同意思決定（IP-SDM）モデル[9]

　もちろん，何かを決めるときにはいつも患者の好みやニーズを引き立て，それをよりどころとしてケアを組み立てていく点はSDMと同じであり，それが患者中心といわれる由縁でもあります[10]。もちろん日本の場合，好みやニーズを直接，口に出すことを「はしたない」と捉えたり，「先生に決めてもらいたい」というニーズをもっている人もときどきいるので注意は必要です。

　Dawn[9]によると，**図1**に示すように，IP-SDMモデルでは，以下の7つのステップに分けて考えていきます。
　1）何について決めるのかを明らかにする

２）考えられる選択肢とそのメリット／デメリットについて情報交換する

３）その選択肢で得られるであろうことが患者にとってどれだけ価値の
　　あることかを話し合ったり，患者の好みについて話し合う

４）その選択肢がどれくらい実現可能か見積もる

５）好ましい選択肢を述べる

６）選択肢から選ぶ

７）それを実行する

　図１に示したように，IP-SDM モデルは２軸から成っています。縦軸は１）〜 ７）の意思決定プロセスを指し，横軸はそのプロセスに関係する人たちを表しています。関係者は大きく分けて，＜患者／家族チーム＞と＜多職種チーム＞があり，後者のうちの１人が IP-SDM をうまく進めるためのコーチの役割を担うとされます[9]。

　このモデルをもとに事例を振り返ってみると，１）作業所がよいか，悪いかを決めるプロセスに見えます。しかし，幸子さんのニーズに立ち返ってその目的を尋ねたところ，「毎日がマンネリ化して，楽しみがない」ということでした。１）は本当のところ「生活のなかに楽しみなことをつくる」だったのです。そのための２）考えられる選択肢の一つとして作業所があったのですが，始めにそれが幸子さんの口をついて出てきたのでした。IP-SDM では，このようにプロセスの全過程で患者の好みやニーズにしっかりと立ち返るのがポイントです。この事例で本来，坂本さんや訪問看護師が，主治医と共有すべきだったのは「幸子さんから生活のなかに楽しみをつくりたいという希望がある」という情報であり，それをケア計画における「道しるべ」にすべきだったのです。

ディシジョンコーチ

　しかし，このような思いのすれ違いから意思決定プロセスが停滞することも，また臨床ではよく見られることではないでしょうか。情報共有が非

表1　ディシジョンコーチの担う活動[9]

①意思決定についてのニーズがあるか，あればどんなものかを
　患者から把握する
②考えられる選択肢とそのメリット／デメリットについて情報
　提供する
③患者の理解度を把握する
④その選択肢で得られるであろうことや，それが患者にとって
　どれだけ価値のあることかを明確にする
⑤選んだ選択肢を実行するにあたって助けてほしいところがあ
　るか，スクリーニングする（例として動機づけが弱い，自信
　がない，難所がある，責任をもって関われないなど）

　同期的になされる場合は特にそうです。つまり事例では，患者とソーシャ
ルワーカー，ソーシャルワーカーと主治医，また患者とソーシャルワー
カーというようにチーム内の二者間で，それぞれ時期がズレて，非同期的
に情報共有がなされています。こうした二者間だと，どうしても賛成派と
反対派というように意見の濃淡がはっきりしてしまい，対立図式が際立つ
ことがあります。その反面，同期的コミュニケーションの代表例は一堂に
会するカンファレンスであり，多人数にいっぺんに情報共有ができます
し，モヤっとしても間に橋渡しをしてくれる人が出やすいぶん効率的，効
果的ではあります。しかし，今度はそれだけの人数を集めて開催するまで
に手間と時間がかかってしまいます。

　そこで IP–SDM ではそのプロセスが停止してしまわないよう，うまく
進めるためのコーチが必要であるとされ，Dawn[9] はその役割を担う人を
「ディシジョンコーチ」と呼んでいます。誰がその役割を担うかの正解は
なく，誰でも一長一短あるようです[11]。具体的には**表1**のような活動をす
るとしています。

　ポイントは②の情報提供のところで，自分の意見は脇に置いておくとい
う非指示的な姿勢（non–directive）を貫くことです。理想的には中立的
な内容の情報提供が望ましいとしています。というのも意思決定支援を
する専門職でありがちなのは，事例のように「作業所通所がお勧め」と

いう，支援者の意図込みで選択肢を示してしまうことです[11]。これに対しては中立的な情報が書かれている患者用意思決定支援ツール（patient decision aid）を使うのもよく，本邦でも少ないながらツールが開発されています[12]。たとえば統合失調症をもつ人が精神科外来で主治医に聞きたいことを聞き，よりよいコミュニケーションをするために作成された「質問促進パンフレット（question prompt sheet）」などです[13]。

　また①〜⑤は患者へのアプローチを想定していますが，筆者はそれ以外にも IP-SDM の 1 ）〜 7 ）のプロセスがうまく進むよう，関係者間の情報共有の進捗を確認したり，必要があれば促したりして，関係者間の「潤滑油」となる役割も重要と思います。

IP-SDM を用いて，幸子さんの例を考えてみよう！

　それでは，IP-SDM モデルを用いることができたときの幸子さんの事例はどうなるのか，実際のやりとりを想定してみましょう（意思決定支援ツール「質問促進パンフレット」[13] を用いて主治医に質問してみます）。

医師：パンフレットを見ると，仕事や学校について，自分の場合はどうですか？という項目にチェックがついていますね。どういうことか詳しく話してくれますか？

幸子：前に作業所に行きたいって言ったけど，先生から待つように言われて……。でもやっぱり行ってみたくて，3 週間ほど前になるんですけど，訪問看護師さんと近くのあおぞら作業所に見学に行ったんです。

医師：なるほど，作業所にどうしても行きたくて，看護師さんと見学に行ったんですね。

幸子：ハイ。みんな作業を熱心にしていて，私もやっぱりみんなと同じように働きたいって思って……。

医師：みんなと同じように働くことができないかと思ったんですね。

幸子：ハイ。私もみんなと同じようにと思う気持ちがあります。けど，で

きるのかなという不安もあって。

医師：不安も感じているんですね？

幸子：不安もあるけど，それよりも家にいても退屈だから，何かしたほうが気がまぎれる気持ちもあるんです。

医師：退屈だから作業所に通ってみたら何とかなるかなと考えたんですね。

幸子：ハイ，そうなんです。私には無理ですか？

医師：そうですね，作業所に通うとなると，朝きちんと起きる必要があるし，家事をこなしながらだと，幸子さんの病状からだと生活リズムが乱れてしまわないかと心配はありますね。

幸子：確かに，毎日通うのは大変だし，ちょっと疲れてしまうかも……。でも自分でも何かやってみたい気がしている。前にも通っていたときには，生活に張りが出たし……。

医師：では生活のなかに張りを出すのに，作業所以外ではどんな選択肢がありますか？

幸子：う～ん。特に趣味もないし，デイケアかなあ。以前病院のデイケアにも通ったことがあります。

医師：デイケアという選択も一つですね。デイケアに通うメリット，デメリットはありますか？

幸子：デイケアは楽しい気持ちもあるけど，話し合いの時間があって，私はちょっとそういうのは苦手です。また趣味の活動もいいけど，みんなと同じように仕事ができるっていうことも目標にしていたから……。

医師：なるほど，働くことが一つの目標になっていたんですね。

医師：では，作業所に通うとして，どんな作業が合っているのかとか，通う日数など具体的なことも考えてみることは大事なような気がするんですけど，どうですか？

幸子：デイケアではなくて，作業所に通ってみたい気持ちがあるので，もしどこかに通えるのなら，いろいろな方法について考えてみるのは

賛成です。

医師：では，来週の診察でソーシャルワーカーや訪問看護師とも相談し
　　　て，どんな作業の内容がよいのかとか，通いやすいかなど，今の生
　　　活リズムを崩さずにできる方法を一緒に考えてみるようにしましょ
　　　う。

　このようにして，次回の診察で幸子さんと一緒に，医師，ソーシャル
ワーカー（以下 SW），訪問看護師（以下，訪看）で話をすることになり
ました。

SW：幸子さん，こんにちは。○○先生から，作業所を含めて地域での生
　　　活について一緒に相談にのるように言われました。幸子さんは好き
　　　な活動や作業はありますか？　この前見学に行ったあおぞら作業所
　　　の作業内容についてはどう思いましたか？

幸子：自宅から通いやすい気がしましたが，作業の内容については，
　　　ちょっと自分には合っていないかなと思いました。

SW：作業内容のどんなところが合っていない感じがしましたか？

幸子：うーん，みんな話もせずに黙々と，ネジやくぎを詰めたり，箱を
　　　折ったりで，集中力が続くか心配になりました。

SW：作業所といっても，いろいろなところがあります。工業部品を詰め
　　　るところ，パソコンなどの事務仕事，その他にはパンづくりや農作
　　　業などですが……。

幸子：あ，農作業は興味あります。家で野菜を育てていたので，多少は心
　　　得があります。

SW：農作業に興味があるんですね。ご自宅でやっていたということな
　　　ら，農作業もいいかもしれませんね。では，一度農作業を主体とし
　　　た作業所に見学に行ってみましょうか？

幸子：ぜひ，お願いします。

訪看：幸子さんの好みの作業ができるなんてステキですね。では，通い始

　　　　めてから生活リズムが崩れてしまっては大変なので，作業所に通う
　　　　日と休みの日の生活スケジュールを一緒に立ててみませんか？

幸子：そうですね。休みの日にぐったりして寝すぎてしまうと，リズムが
　　　　乱れてしまいますよね。週に何日ぐらい通えばよいのかとか，1 日
　　　　の時間の流れがわかるといいかもしれないわ。

医師：できれば，最初は通所は週 3 日までとして，間に休みの日を挟める
　　　　となおよいと思います。退院したばかりでいまは病み上がりです。
　　　　体調にあわせて，少しずつ通う日を増やしていきましょう。

訪看：では，見学と並行して，まずは 1 週間の流れ，そして 1 日の流れを
　　　　考えてみましょう。

　こうして，幸子さんの好みも取り入れながら，生活リズムを工夫し無理
のないスケジュールを一緒に立てることで，作業所に通うことが決まって
きました。

最後に─もう一人の隠れた意思決定関係者について─

　この事例では，実はもう一人の隠れた意思決定関係者がいます。おわか
りでしょうか？　それは家族です。先行研究では，重要な治療選択につい
て家族に説明することの多い身体医療と対照的で，精神医療では家族にあ
まり説明しないまま，本人にのみ同意をとって治療を進めることもあり，
精神医療に初めて触れる家族にとっては，「聞いてないよ！」「私たちは蚊
帳の外？」と思いやすいと指摘されています[14]。この事例の両親は幸子さ
んが新たな門出を迎えるにあたり，どんな思いでいらっしゃるのでしょう
か。そもそも，今回の一件をご存知なのでしょうか。

　IP-SDM では家族やその他の重要な他者（内縁関係にある人や頼りに
している隣人など）も，共同意思決定における大切な関係者とみなします[9]。
実際，幸子さんの了承をとって家族に考えを聞くと，一人娘のため親亡き
後が心配で，「早く自立してほしい」という思いがありました。一方で以

前，作業所で男性との交流が活発になり，一時的に病状が悪化したことも
あって，本人には直接言えないけれども「作業所に行くことで同じように
ならないか心配。できれば自宅で療養してもらえたらと考えていたのだけ
ど……」とも言っていました。幸子さんは，家族内にも複雑な問題があ
り，家族に作業所のことについては何も伝えていませんでした。

　精神科では，このように家族との関係がストレスとなっている場合もあ
ります。一概に家族の意見を重視することも難しい場合がありますし，う
まく距離をとれるよう，希望に添って患者を支援するときさえあります。
この事例のように，家族の意向が患者のそれと一致しないことも，臨床で
はよくあることでしょう。もっとも悩ましいのは本人が家族に伝えること
を拒否しており，個人情報保護の観点から家族が求めても情報を共有でき
ないときかもしれません。そういう場合であっても伝えてほしくない理由
をしっかりと聞き出し，一方で家族の理解を得るためにどうすればよい
か，あるいはどの部分をどう説明するのかなど，共に話し合えるような場
をつくることが重要といわれています[15]。

文　　献

1 ）Davidson, L., O'Connel, M., Tondora, J. et al. : The top ten concerns about
　　recovery encountered in mental health system transformation. Psychiatr.
　　Serv., 57 ; 640–645, 2006.

2 ）Chong, W.W., Aslani, P. and Chen, T.F. : Multiple perspectives on shared
　　decision–making and interprofessional collaboration in mental healthcare. J.
　　Interprof. Care, 27（3）; 223–230, 2013.

3 ）Thomas, A., Kuper, A., Chin Yee, B. et al. : What is "shared" in shared
　　decision–making? Philosophical perspectives, epistemic justice, and
　　implications for health professions education. J. Eval. Clin. Pract., 26（2）;
　　409–418, 2020.

4 ）國分功一郎：中動態／意志／責任をめぐって．精神看護，22（1）; 5–20, 2019.

5 ）Nair, D.M., Fitzpatrick, J.J., McNulty, R. et al. : Frequency of nurse–
　　physician collaborative behaviors in an acute care hospital. J. Interprof.
　　Care, 26（2）; 1–6, 2012.

6 ）Keenan, G.M., Cooke, R. and Hillis, S.L. : Norms and nurse management
　　of conflicts : Keys to understanding nurse–physician collaboration. Res.

Nurs. Health, 21 ; 59-72, 1998.

7) Légaré, F., Ratté, S., Gravel, K. et al. : Barriers and facilitators to implementing shared decision-making in clinical practice : Update of a systematic review of health professionals' perceptions. Patient Educ. Couns., 73 ; 526-535, 2008.

8) 京極真：チーム医療 多職種連携の可能性をひらく―信念対立解明アプローチ入門―. 中央法規出版，東京，2012.

9) Dawn, S. : Engaging patients using an interprofessional approach to shared decision making. Can. Oncol. Nurs. J., 25 (4) ; 455-469, 2015.

10) Weston, W.W. : Informed and shared decision-making : The crux of patient -centred care. Can. Med. Assoc. J., 165 (4) ; 438-439, 2001.

11) Woolf, S.H., Chan, E.C.Y., Harris, R. et al. : Promoting informed choice : Transforming health care to dispense knowledge for decision making. Ann. Intern. Med., 143 ; 293-300, 2005.

12) 緒方由紀：当事者の意思決定支援と社会的責務. 福祉教育開発センター紀要，14；33-57，2017.

13) 精神科外来における意思決定支援ツール開発・普及委員会：「主治医と一緒に考えよう私のこと『質問促進パンフレット』精神科外来での共同意思決定支援ツール」，2016.（https://decisionaid.tokyo/）（2021 年 4 月 1 日現在）

14) Marshall, T.B. and Solomon, P. : Releasing information to families of persons with severe mental illness : A survey of NAMI members. Psychiatr. Serv., 51 (8) ; 1006-1011, 2000.

15) O'Reilly, R., Gray, J.E. and Jung. J. : Sharing information with families that carry the burden of care for relatives with severe mental illness. J. Ethics Ment. Health, Open Volume ; 1-5, 2015.（https://jemh.ca/issues/v9/documents/JEMH_Open-Volume_Frontline_Perspectives_Sharing_Information-November20-2015.pdf）（2021 年 4 月 1 日現在）

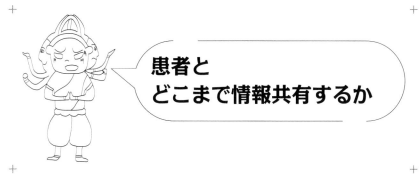

患者とどこまで情報共有するか

　パターナリズムモデル，情報提供モデル，SDM モデルの３つの意思決定モデルのなかで後２者は患者に十分な情報提供を行います。どちらもいくつかの選択肢のなかから患者自身の好みで選んでもらうことを目指すので，ある程度の情報量が必要になるからです。

　それではどれくらいの情報量が必要になるかというと，「決めるのに必要なだけ」です。必要量は患者が決めるというわけです。逆にいうと決めるのに必要であればどんな情報も（たとえそれが患者を傷つける情報であっても）提供することが「正しい」とみなされますし，患者の求める情報を得られるようにするのが専門職の役目です。

　Rosenbaum[1] はこれら情報共有を前提にしたモデルについて，留意すべきことをまとめています。一つは，情報が多ければ多いほどよい，という前提に立っていることです。そのため，どの情報が適切か，正確かについて軽視されやすくなります。さらに情報が増えることでより賢い選択をできる，自分をコントロールできるという自律的な患者を想定しています。

　二つ目の問題として，患者のみが自分の好みを知っている，という前提に立っていることです。でも，現実はそうとも限りません。自分の好みがわからない人はたくさんいます。さらに，自分にとって本当に必要な情報はここまで，と引き際を見極めるのも意外に難しいものです。すべてを知る必要はないとは

　わかっていても，知りたいかと聞かれるとつい知りたくなってしまう，つまり「好み」をつくり出してしまうのが人間の性（サガ）です。

　第三に，開示した情報がどんな影響を与えるか，事前にはわからないという問題もあります。これは与える情報が増えるほど，その影響についてわからないことが増えるというパラドックスをも生みます。哲学者の Ullmann-Margalit[2] は，自分について知ることで自律性（autonomy）は高まるが，そのぶん幸福（welfare）は減っていくというトレードオフ関係を指摘し，知る権利と同様に知らされない権利も重視すべきだと述べています。

　さらに人は知り得た情報のうち，メリットは記憶に残りやすいが，デメリットは残りにくいという傾向をもっています。リスクについては実際によくあることよりも，頭に浮かんできたことのほうばかりを考えて感情的になってしまいがちです。自分の健康状態については楽観的に捉えやすく，メリットがあるはずの治療を選び損ねてしまうという特性も無視できません。さらに情報を共有することはそれだけ責任も生まれるわけで，つらい決断をする場面も出てきます。患者の意思決定に伴う責任は重くなりますが，一方で私たちは「どんな決断であっても，それが患者の決めたことだから」とホッと胸を撫で下ろすかもしれません。それは専門職としてあるべき姿なのでしょうか。専門職の責任は軽くなっているのでしょうか[3]。

　そもそもこうしたある時点における「エビデンス」や「意思決定」に焦点を当てること自体が，医師のつくる「医学の物語」であり，患者さんとの間に「モヤっと」を生むのだという研究者さえいます[4]。私たちは患者さんをモノでなく，人として捉えるべきなのに，「エビデンス」や「意思決定」を重視することはその患者さんを行為者（人生を再構築し，期待される人生を実現する行為者）というよりも，対象（診断，予後，及びその予測力の対象）として見ることにつながってしまう，というわけです。患者さんも医療者も，病気に伴う曖昧さに直面すると，お互いの行動を理解しようとしても結局は異なる物語に巻き込まれてしまい，自分の物語が「共有されているはずだ」という感覚を剥き出しにして，「どうしてあんなふうに行動できるのだろう」という反応につながってしまうことがあります[4]。

　とはいえ，情報をやりとりしたり，互いが物語を紡いだりすることは止めら

れませんし，終わりもありません。「患者の物語」に耳をすませ，ときには患者さんがすべきことに苦言を呈し，ときには選択肢を示す。またあるときはどうなっていくかわからない現状に怯える患者さんのそばに佇み，納得できる選択ができるように見守る。Rosenbaum[1]は，近年はどれだけ知っているかではなく，知っている情報をどれだけ周りと共有するか，あるいはしないかが重要になってきており，それを熟練した直観で行える医師が求められていると述べています。一方で，こうしたもっともな主張が，知り得た情報を医師のみが保有することで意思決定の重要なプロセスを独り占めしてしまう，パターナリズムモデルの復権をもたらす危険があることにも，私たちは自覚的であるべきといわれています[5]。

（佐野　樹）

文　献

1 ）Rosenbaum, L. : The paternalism preference-choosing unshared decision making. N. Engl. J. Med., 373 ; 589-592, 2015.

2 ）Ullmann-Margalit, E. : On not wanting to know : Discussion paper 174. Jerusalem : Center for Rationality and Interactive Decision Theory, 1998. (http://www.ratio.huji.ac.il/sites/default/files/publications/dp174.pdf) (2021 年 4 月 1 日現在)

3 ）國分功一郎：中動態の世界—意思と責任の考古学—．医学書院，東京，2017.

4 ）Frank, A.W. : "How can they act like that?" : Clinicians and patients as characters in each other's Stories. Hastings Cent. Rep., 32 （6）; 14-22, 2002.

5 ）O'Connor, E.J. and Fiol, C.M. : Reclaiming physician power : Your role as a physician executive. Physician Exec., 32 ; 46-50, 2006.

第 | **7** | 章

じっくり決めるか, それともスピード勝負か
―緊急性の高い問題における多職種連携―

上原　優子

【事例】 在宅での衰弱が疑われた栄子さん

　統合失調症の姉弟。姉の栄子さんは, きちんとした性格で料理好き。弟の裕次郎さんはのんびりタイプで, 大のギター好き。しかし, 同居の母親が突然亡くなり, 姉弟は自宅に引きこもるようになりました。病院への通院もしなくなり, 特に栄子さんのほうは一日中布団に横たわり, トイレに行くのも面倒とオムツのなかに出すといった有様。衰弱を心配した生活保護課より連絡が入り, 私たち精神科病院の訪問看護チームが介入を開始しました。服薬も再開し, ソーシャルワーカーの友田さんも定期的に訪問し, その甲斐あってか栄子さんは調子がよいと好きな料理をつくったり, 手芸を楽しめるところまで回復してきました。

　初回訪問から 6 ヶ月ほど経過したある日, 栄子さんは便秘を気にし始めました。訪問時にはお腹が張るので, 食事をとりたくないと話していました。数日後には在宅介護のヘルパーさんより, またオムツで排泄するようになったと連絡が入りました。週明けの訪問では, げっそりと痩せた様子の栄子さん。病院受診は拒否するため, 水分だけはしっかり摂るよう伝えました。心配していましたが運悪くゴールデンウィークをはさみ, 1 週間

ぶりに自宅を訪問すると，なんとチャイムを鳴らしても返答がありません。いる気配はするのですが，玄関から呼びかけても応えないのです。ヘルパーさんも地域の保健師さんも登場し，あれこれ頭をひねってくれましたがやっぱりダメです。この1週間，誰とも連絡がとれてない⁉　関係者に緊張が走りました。

　「どうする？」「かなり痩せていたし，脱水もあるだろうなあ」「裕次郎さんとなんとか連絡がとれないか」「明日もう一度訪問しても開けてくれなければ，大家さんに連絡するのはどう？」等々意見が出ました。夕方には障害福祉課から，明日関係者みんなでもう一度アパート前に集合し，場合によっては大家さんも含めて協議しようと連絡が来ました。「どうなるんだろう。カギが閉まっていたらどうするのかしら」と不安な思いを抱えながら，友田さんと訪問看護師が現地に向かうことにしました。

　当日は，生活保護課，障害福祉課の職員が先に着いていました。みんなでチャイムを鳴らしたり，呼びかけたりしましたが，やはり応答がありません。もちろん玄関も施錠されています。窓もカーテンが閉まっていて中の様子を知ることはできません。いつも心配して差し入れしてくれるご近所さんや姉弟の知人にも連絡して，本人たちを見かけたのはいつかと聞きましたが，不明でした。

　そこで大家さんに連絡して，カギを開けてもらおうという意見が出ました。問題なのはカギを開ける判断は誰がするかです。訪問看護チームとしては行政にしてほしいと思いました。生活保護課の職員は，家族の同意がほしいと言います。でも，連絡のとれる親族がいないのは保護課が誰よりも知っているはずです。障害福祉課の職員は，保健所が判断すべきだと主張し，保健所に連絡をとりますが，「ドアを開けて，本人が不穏になるなどの状況があれば対応します」とつれない返答です。友田さんは，モヤモヤしてきて，現場の職員で判断できないなら市として検討してもらってほしいと詰め寄りました。結果，障害福祉課から「安否確認がとれない状況で緊急性が高い」と上司に判断を仰いでもらい，解錠の決断は市がする形になりましたが，なんだか釈然としない感じが残りました。

　なにはともあれ，みんなが息をのむ中，大家さんがカギを開けてくれました。しかし，ここでまた予想外の出来事が！　チェーンがかかっていて，中に入れないのです。隙間から，何度も呼びかけるのですが，ドアが閉まっていて無情にも声は届きません。「どうしよう」「チェーンを切る？」「そこまでしていいの？」という声が飛び交います。流石に，勝手に患者さんの所有物を破壊する決断を市に迫るのもおかしな気がしてきました。「ここは警察と相談じゃないか」とみんなの意見が一致し，警察に連絡して再度協議をすることにしました（なお，これは実際の事例をもとに創作した架空のケースです）。

まずは情報収集する，でないと……

　このような事例では，私たちはどうしてもパニックを起こしやすくなります。高齢者の衰弱や小児の虐待が疑われる場合など，緊急の判断が必要になりそうなケースではなおさらです。「安否確認がとれない‼」「もし家で倒れていたら⁉」などと，最悪の事態も想定せざるを得ないからです。さらに状況把握に必要な情報も，そんなにすぐには集まりません。時間だけが過ぎていくことに気を揉み，問題そのものを誰かに丸投げしたくなることさえあるでしょう。

　この事例では解錠をめぐる問答において焦りが募り，友田さんは，行政職員に対して「なんとかならないのか」と詰め寄ってしまいました。とはいえ行政側も事情は同じ。強引に詰め寄られれば，相手も反発するか，防衛的になるか，あるいは逃げてしまうでしょう。お互いモヤっとしてしまいます。パニックになりそうになったときこそ素早い意思決定が求められはしますが，まずはしっかり情報収集し，置かれた状況やお互いの立場を再確認することが先決です。

そもそも本当に緊急事態なのか

　今回，初めに異変に気づいたのは訪問看護師です。安否確認の最終日時がゴールデンウィーク前の訪問看護のときで，それから1週間後には応答がなくなったからです。でも，私たち医療者が知らないだけで福祉関係者とはその1週間に会っているかもしれません。ヘルパー事業所の多くは連休中も稼働しています。また，「生活保護費は連休明けの今日振込ですか」などと，保護課には電話が入ったりしていないでしょうか。

　この事例では実際にこれらの人のほか，隣近所の人や本人が普段から仲良くしている友人とも連絡をとりました。このように，そもそも本当に素早い対応が必要な「本当の」緊急事態なのか，情報を集めて見極めなければ，いたずらに周りをモヤモヤさせる結果になります。

じっくり決める熟慮モードか, スピード勝負の試行錯誤モードか

　一方で，情報収集に力を注ぎすぎるのもよくありません。事例では集まってきた情報をもとに，早速，アパート前で緊急ミーティングを開きました。栄子さんが衰弱している状況を想定し，部屋に踏み込んで，安否確認をすることとしました。結果，大家さんにカギを開けてもらいましたが，玄関にチェーンがかかっていたことが判明しました。

　このようにわからないことの多い場面では，最低限の情報に基づいて迅速に決断，行動し，その場で状況を把握するほうがよいこともあります。時間をかけても得られる情報には限りがありますし，そのぶん対応が遅れるからです。こまめに意思決定し，あとでその判断を合理的にしていくイメージです。

　この試行錯誤モードは時間が限られているときには特に有効です。Wujec[1] は，チームビルディングを体験するワーク「マシュマロ・チャレンジ」で，このモードの利点を指摘しています。ワークではパスタとマシュマロを使って，どのチームが制限時間内に一番高い塔を作ることがで

きるかを競います。結果，驚くべきことにビジネススクールの大学院生より，幼稚園児のチームのほうが高い塔をつくったのです。あらかじめ話し合いを重ねる熟慮断行だと時間が足りず，幼稚園児のように試行錯誤を繰り返し，失敗しながらも形を修正していくほうが高い塔が建てられたのです。このワークから，時間が限られているときは，P（Plan），D（Do），C（Check），A（Action）のサイクルを繰り返し回す，試行錯誤モードのほうがよいことがわかります。

　一方で熟慮断行モードは，時間はかかりますが，関係者間の合意に向けてしっかりと調整ができます。よくある「決裁を仰ぐ」というスタイルです。関係部署が多くても「モヤっと」が少なく済み，しかも一度決まったことは断行されます。どちらかというと，日本人は文化的にこちらの熟慮断行モードを使いなれている，つまり試行錯誤モードが必要な場面でも無意識にこちらのモードをとりやすいことが指摘されています[2]。本来試行錯誤モードがよいか，熟慮断行モードがよいかは状況によって異なり，どちらにも一長一短あります。むしろ，いま自分たちがどちらのモードをとっていて，どちらを目指そうとしているのかを認識することが大事です。

急造チームで緊急性の高い問題に対応するには

　さて，緊急時に集められた，多職種多機関からなるチームでは，どうしても普段の関係が薄くなります。受けてきた教育，考え方，そして職業に関する価値観も異なる人たちと，リスクの高い困難な課題に直面し，解決へと向かわねばなりません。そこでは，メンバー間の信頼がより求められるでしょう。細かいところにこだわるのではなく，相手の職種がなぜそうした判断に至ったのかを理解し，それに合わせて自職種の動きを組み立てていくのです。そのためには，普段から異なる立場の職域の力，働きを知ることが重要となります。このあたりは「第 2 章　看護師って何者？」で詳しく扱っています。

　さらに，菊地[4]は，それぞれの専門職が互いに自分の役割と全体を見通し，チームの形についての共有メンタルモデルをもてるとよいとしています。つまり，緊急時には，相手の職種のもつ力を信頼し，その職種の発言への意図に敏感になるという「個」あるいは二者関係を捉える視点だけでなく，「多」からなるチーム，多者関係を見つめるという，両方の視点が必要になるのです。

緊急性の高い問題に対応するチームの形

　菊地[3]，渡邊[5]，松岡[6]は，その多職種チームの形（モデル）について次の3タイプに大別されるとも述べています。①マルチディシプリナリー・モデル（multidisciplinary model）（以下，マルチ型モデル），②インターディシプリナリー・モデル（interdisciplinary model）（以下，インター型モデル），③トランスディシプリナリー・モデル（transdisciplinary model）（以下，トランス型モデル）です（**表1**）。なお，これらのモデルはチームの形やメンバーの関係，役割をスナップショット的に捉えるのに効果的な見方であり，チームやメンバーが比較的長い時間をかけて変化・成長するプロセスを捉えるような場合には向いていません。

　マルチ型モデルの起源は医学モデルとされています。リーダーシップの階層性が明確で，情報はチームリーダーに集約され，迅速に状況を把握し，意思決定をしていきます。各職種間同士の連携は制限され，それぞれの職種は個別に情報収集し，チームリーダーの指示により，その機能を補完してチーム全体として目的を遂行します。手術や災害等の緊急事態では，このマルチ型モデルが適しているといわれます。

　インター型モデルに適しているのは，慢性疾患や高齢者ケアなど，心理社会的な問題を総合的に検討する必要がある場合です。このモデルでは，リーダーシップの階層性はなく，実質的なリーダーは曖昧です。業務の共有は原則的にはありませんが，自施設外の資源と連携して多機関多職種連携としてチームが編成されます。それぞれの職種の役割や範囲が明確であ

表1 多職種チームモデル（菊地[3]，渡邊[5] を改変）

	マルチディシプリナリー・モデル multidisciplinary model （マルチ型モデル）	インターディシプリナリー・モデル interdisciplinary model （インター型モデル）	トランスディシプリナリー・モデル transdisciplinary model （トランス型モデル）
リーダーシップの階層性	あり（明確）	なし（実質的なリーダーは不明瞭）	なし
役割の解放性	なし	部分的にあり	あり
情報や意思決定権	チームリーダーに集約	それぞれの職種の役割や範囲が明確だが，限定的	情報や機能を共有し，メンバーが同等に意思決定
適している例	手術や災害等緊急事態	慢性疾患や高齢者ケアなど多施設多機関連携	ACT（包括型生活支援プログラム），精神科アウトリーチ支援

り，業務負荷が最小限となる利点もあります。意思決定は，チーム全体で行いますが，問題が発生し，チームで迅速に対応しなければならないときには，即応性や柔軟性に欠ける点が難点です。またメンバーの考え方や支援の方法は，その施設特有の文化や方針に影響されやすい点や，職種間の競争や葛藤などが起こりやすいことも指摘されています[7]。

　トランス型モデルの起源は乳幼児の早期介入支援や障害児の療育支援であると言われています。インター型モデル同様にリーダーシップの階層性はありません。しかし「役割の解放（role release）」と呼ばれる，各メンバーの機能が他のメンバーに解放されており，機能の共有が可能なことが特徴的です。マルチ型モデルのような医師を頂点とした垂直構造から，各

職種の専門性に応じた水平構造が基本となります。このモデルでは，患者さんのニーズや希望を把握し，それに沿って個別的，包括的な支援が提供でき，突発的に複雑な問題が生じたときでも，それぞれのメンバーの役割の解放に基づき，柔軟な対応が可能となります。そのためには，チームメンバーにその職種の専門性を活かす高い技量と，他職種の業務内容だけではなく，考え方や職業文化についての深い理解が必要とされます。また，メンバーが同じレベルの情報を元に意思決定や質の高いサービスを提供するためには，定期的なミーティングを行うことが必須とされます。

　以上の3つのモデルから，今回の事例を考えてみると，インター型モデルを中心に介入がなされており，解錠の問題が起こるまでは，適宜情報共有しながらそれぞれの職種の役割が果たされていました。しかし，緊急事態が生じて，自職種，自施設だけでは問題が解決せず，チームで意思決定の役割を共有することが求められるようになったため，トランス型モデルに移行せざるを得なくなりました。

　つまり，現場に集まって情報共有して対応しましたが，解錠するという決定は誰がするのかをめぐって，当初は責任のなすりつけ合いのような形になってしまいました。その決断をするのは生活保護課だ，家族だ，障害福祉課だ，保健所だという具合に，誰か一人に意思決定の役割を負わせようとしたのです。その後，チェーンがかかっていて動きがとれない状況になってはじめて，現場の意見が統一され，トランス型モデルへ移行したと考えられます。それぞれの職種や立場を超えて，信頼に基づく連携によって，警察介入を決定したこと，さらに介入時の役割についても話し合ったことで，結果的にはスムーズな問題解決に至りました。

　さらにこの事例では問題解決後も，しばらくはトランス型モデルでこの姉弟を見守り，支援しました。精神障害をもち，生活上の困難をきたしやすいけれども，自分たちからなかなか支援を求めることができない状況にあって，本人たちのSOSやサインを見逃さずに支援を行うには，それぞれの役割の解放と情報共有ミーティングを重ねていく必要があるからです。もちろん，安定して生活が送れるようになってからは，インター型モ

デルに戻ることも可能になりました。

　このように多職種チームの 3 つのモデルも，どれが正解かというものではなく，その状況に応じて，フレキシブルにチームが動くことが重要です。それぞれのモデルに沿って自分たちのチームや連携の在り方について意識し，置かれた状況によってチーム編成や役割を変えていけることが理想でしょう。振り返ってみれば，解錠という，一つの職種だけでは決められず，様々な職種の専門性を生かした共同的な意思決定が必要になった時点で，意識的にトランス型モデルへの移行が図れるように共有メンタルモデルが獲得できていればこの事例は理想だったかもしれません。

栄子さんのその後

　警察介入によって鍵を解錠して，衰弱していた栄子さんと裕次郎さんを救出。病院へと搬送し，入院加療を行いました。服薬への抵抗感があり，すぐに内服を中断してしまうところが見られていたので，再度疾患教育を行い，服薬についてもゆっくりと話し合いました。転居が必要になりましたが，生活保護課の職員が新しいアパート探しや引っ越しに尽力してくれました。障害福祉課はヘルパー支援についても回数や支援内容を再度検討しました。

　退院時には栄子さん，弟の裕次郎さんも含めたミーティングを行い，チームで地域での暮らしに合った支援内容を話し合いました。障害の特性から，コミュニケーションをとるのは苦手な傾向もあり，訪問看護師もある程度固定メンバーで，話が傾聴できるようにと配慮しました。

　退院後も服薬が不安定で，病状に波が見られましたが，緊急時のチームでの連携から，スムーズに情報共有がされるようになり，チームの柔軟性や対応力も向上しました。最近では長期の休みがあっても，調子を崩すことなく地域生活を送れるようになりました。

文　献

1 ）Wujec, T. : Build a tower, build a team, TED2010.（Narita, W. 訳：塔を建て，チームを作る，TED2010）（https://www.ted.com/talks/tom_wujec_build_a_tower/up-next?language=ja）（2021 年 4 月 1 日現在）

2 ）Meyer, E. : The Culture Map : Breaking Through the Invisible Boundaries of Global Business, Public Affairs, New York, 2014.（田岡恵監修，樋口武志訳：異文化理解力─相手と自分の真意がわかる　ビジネスパーソン必須の教養─．英治出版，東京，2015.）

3 ）菊地和則：多職種チームの 3 つのモデル─チーム研究のための基本的概念整理─．社会福祉学，39（2）；273-290, 1999.

4 ）菊池和則：協働・連携のためのスキルとしてのチームアプローチ．ソーシャルワーク研究，34（4）；17-23, 2009.

5 ）渡邊博幸：退院支援のための多職種チーム構築と実践─精神科医の立場から─．精神科治療学，29（1）；19-24, 2014.

6 ）松岡千代：多職種連携のスキルと専門職教育における課題．ソーシャルワーク研究，34（4）；40-46, 2009.

7 ）Andrews：Egan.M & Kadushin.G. : Competitive allies : Rural nueses 'and social workers' perceptions of social work role in the hosptial setting. Soc. Work Health Care, 20（3）; 1-23,1995.

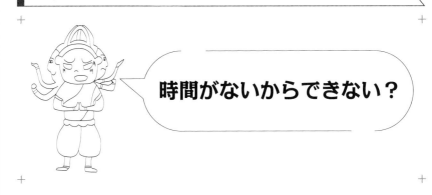

多職種連携のいま，これからを学ぶ
モヤっとくんのコラム

時間がないからできない？

　モヤっと対処について，よくある批判の一つに「そんな時間はない」という
ものがあります。たしかにモヤっと対処のために，それぞれがもっている情報
を共有したり，お互いの見方を理解するにはある程度の時間が必要です。実際，
同じ空間で一緒に顔をつき合わせて働いている時間が長いほうが，モヤっとし
たときにもうまく対処できると感じるようです[1]。これは普段から情報共有や相
互理解の機会をもちやすいからかもしれません。

　一方で，時間があればそれでよいというものでもないはずです。昨今，医師
の働き方改革が話題になっていますが，そこで問題となっているのはまさに医
師の働きすぎです。厚生労働省は医師の約 1 割の残業時間が年 1,900 時間を超
えているという実態調査を報告しました[2]。そのうえで残業時間の上限を年 1,860
時間とする案を示しましたが，これはなんと過労死ラインの約 2 倍（！）の時
間です[2]。まさしくいのちを削って働く時間をつくっているわけです。逆にいえ
ば，そんなに働いているのになぜか私たちは「時間がない」と感じているので
す。

　現代の私たちはなんと時間に振り回されているのでしょう。驚くべきことに
史実によれば，明治以前の日本人というのは全く時間を守らないことで有名で，
まるで時計の時刻とは無縁の仕事ぶりであったといわれます[3]。いまの私たちで
いう「遅刻」という概念がない生活をしていたのです。そんな日本がいまや世

界各国と比べても，時間にかなり厳格な文化となっていることもまた，研究で
示されています[4]。

> 時間をケチケチすることで，ほんとうはぜんぜんべつのなにかをケチケチ
> しているということには，だれひとり気がついていないようでした。自分
> たちの生活が日ごとにまずしくなり，日ごとに画一的になり，日ごとに冷
> たくなっていることを，だれひとり認めようとはしませんでした。
> ──ミヒャエル・エンデ「モモ」[5]より

　ミヒャエル・エンデ[5]はその著書「モモ」のなかで，時間預金銀行が，人々
のかけがえのない人生の時間，つまり「いのち」を秘かにまきあげて，私たち
を死物にしてしまうという寓話を書いています。「時間」をモノやカネのように
扱う資本主義という仕組みをエンデは寓意しているのですが，これはいまの私
たちにもよく当てはまることではないでしょうか。最近の物理学では，時間と
いうのは元来過去から未来へというような一方向性や直線性はなく，そういう
観点からは時間をつくっているのは私たち自身にほかならず，「時間は存在しな
い」とする驚くべき指摘もなされています[6]。

時間をどのように使っているか

　私たちがその貴重な時間をどのように使っているのかの現状を調べたタイム
スタディ（Time and Motion Study）という研究があります。タイムスタディ
は時間分析とか時間研究とも呼ばれ，ひとつひとつの作業ごとに連続してそれ
を観察，計時記録し，最終的には業務システムの改善を目指す手法です[7]。一般
的には医師や看護師などを対象に測定者があとをついて回り，業務内容，開始
時刻，終了時刻，場所などを観察，記録していきます。

　東京女子医科大学病院の医師を対象としたタイムスタディでは，実は患者さ
んと直接会う時間は少なく，他の専門職と話し合ったり，カルテ記録を残した
り，患者の家族と面談したりする，いわゆる「裏方仕事」に多くの時間が取ら
れていました[8]。これは米国，オーストラリア，オーストリアなどで行われたタ
イムスタディでも同様でした[9]。調査ではほかに，医師が同時にいくつもの作業

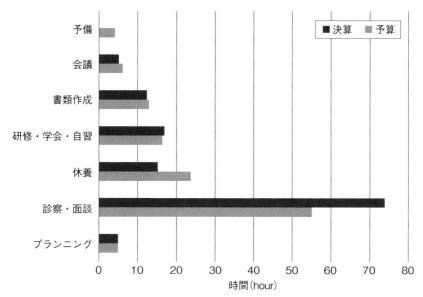

図1 ある15日間の時間分析

を並行して行ったり，途中で何度も中断したりして，なかなか一つの業務に専念できていない様子も観察されました[9]。

精神科病棟看護師の現状は少し異なり，50％ほどの時間を患者さんと直接会うことに使えているという研究結果もあります[10]。しかし，会うだけでなく認知行動療法などの"セラピー（特定の治療行為）"ができている時間となると4〜20％ほどで，入院患者側から見ても1人ですごす時間がほとんどであると報告されています[10]。これらの結果からは，関係者間のモヤっとに対処しようとすれば，そのために調整できる時間はすでに私たちは結構もっていて，むしろ，患者さんと直接会ったり，セラピーをする時間のほうが捻出しにくい現状がわかります。

やってみよう，1人でタイムスタディ！
とはいえ，自分の時間の使い方は実際に調べてみなければわかりません。図

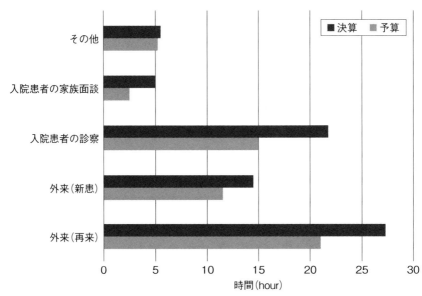

図2　面談・診察の内訳

　1，2は私が精神科医として働き始めたころに行った，ある15日間の時間分析の結果です。横軸は時間（hour），縦軸は業務内容です。1日の始めにその日の時間配分計画を立てる「プランニング」を毎朝30分間とっており，そこでどの業務にどれくらいの時間を使う予定かという「時間予算」を立てています。実際に使った結果は「時間決算」として表しています。この頃は研修医だったこともあり，図1を見ると面談・診察や研修・学会・自習の時間をかなりとれていることがわかります。一方で，図2の面談・診察の内訳も併せて見ると外来や入院患者の診察に思っていた以上に時間をとられ，その分，食事などの休養や会議が削られている実態も見えてきます。

　タイムスタディはその人が何に価値を置いて仕事をしているかを示します。本当はこんな時間の予算配分がよいというタテマエがあって，実際はこう決算してしまうというホンネが垣間見えるからです。「モヤっと」対処は図1でいえば関係者間の調整である「会議」に含まれていますが，私の場合は削られてし

まっています。自戒を込めて言いますが，当時の私にとって「モヤっと」の対応は正直，気の進まない仕事で，どうしても後回しになりがちでした。誰でもそうかもしれませんが，思っていることと違うことが出てきたときにそのすれ違いについてくだんの相手と面と向かってやり合うのは気が重いものです。下っ端である研修医のときは特にそうで，周囲に物を申すのはかなりの覚悟と気遣いを要しました。

それでもこうした振り返りのおかげか，最近はモヤっと対処に向けてきちんと時間を作ることが習慣になってきたと思います。もし，モヤっと対処について，「時間がない」という考えが浮かんだ人がいれば，まずは 1 人でタイムスタディをしてみてはいかがでしょうか。自分が何に価値を置いて時間を使っているのか，その前提を見つめるきっかけになるかもしれません。　　　　（佐野　樹）

文　献

1) San Martin-Rodriguez, L., Beaulieu, M., D'Amour, D. et al. : The determinants of successful collaboration : A review of theoretical and empirical studies. J. Interprof. Care, 19 ; 132-147, 2005.
2) 山本修一：医師の働き方改革のゆくえ．精神科臨床 Legato, 6 (1) ; 58-59, 2020.
3) 橋本毅彦，栗山茂久：遅刻の誕生―近代日本における時間意識の形成―．三元社，東京，2001.
4) Meyer, E. : The Culture Map : Breaking Through the Invisible Boundaries of Global Business. Public Affairs, New York, 2014.（田岡恵監修，樋口武志訳：異文化理解力―相手と自分の真意がわかる ビジネスパーソン必須の教養―．英治出版，東京，2015.）
5) Ende, M. : Momo, oder, Die seltsame Geschichte von den Zeit-Dieben und von dem Kind, das den Menschen die gestohlene Zeit zurückbrachte. Ein Märchen-Roman. Thienemanns, Stuttgart, 1973.（大島かおり訳：モモ．岩波書店，東京，2005.）
6) Rovelli, C. : L'ordine del tempo. Adelphi Edizioni spa. Per saperne di più, Milano, 2017.（冨永星訳：時間は存在しない．NHK 出版，東京，2019.）
7) 笠原聡子：タイムスタディとは―その背景と特徴―．看護研究，37 ; 297-307, 2004.
8) Nohara, M., Yoshikawa, T., Nakajima, N. et al. : Hospital physicians perform five types of work duties in Japan : An observational study. BMC Health Serv. Res., 14 (1) ; 375, 2014.

9) Tipping, M.D., Forth, V.E., Magill, D.B. et al. : Systematic review of time studies evaluating physicians in the hospital setting. J. Hosp. Med., 5 (6) ; 353-359, 2010.

10) Sharac, J., McCrone, P., Sabes-Figuera, R. et al. : Nurse and patient activities and interaction on psychiatric inpatients wards : A literature review. Int. J. Nurs. Stud., 47 ; 909-917, 2010.

第 | **8** | 章

目標があいまいな状況でどう連携するか
―多職種でつくりあげる当事者目線の目標―

大下　順子　　佐野　樹

【事例】打つ手なし……途方にくれる看護師の木村さん

　「みんな，私のことを嫌いなんでしょう。わかってる」と精神科の退院支援病棟の共有スペースで大声を出している上野さん。怒りに満ちた表情で周囲の患者さんをにらみつけています。担当看護師の木村さんが「どうしたの？　誰も上野さんを嫌ったりしていませんよ。何か聞こえてくるのではないですか。そういうときに効果のある頓服のお薬を飲みましょう」と声をかけました。上野さんは「いいえ，さっきはっきり私の悪口を言っているのが聞こえました。幻聴とかじゃないんです。薬なんか飲みません。私をバカにして」と大声を上げるとそのまま部屋へ戻ってしまいました。

　上野さんは入院が3年を超える統合失調症の患者さんです。普段は愛嬌のある笑顔がチャーミングで，服装もとてもおしゃれな女性です。でも自分の近くをたまたま通りかかった人，自分に関わる医療者，棟内放送に対してさえも被害的になって瞬時に怒りだす症状があります。さらに増悪すると洗剤や漂白剤を飲む，衣類で縊首行為をするなどで行動制限を要するのがいつものパターンでした。この自傷行為があることで退院の目途をつ

けることが難しくなっていました。また，被害的な言動をぶつけられる同僚看護師からは「何とかしてほしい。毎日困るわ」と相談される木村さん。もちろん木村さん自身も状況を少しでもよくしたいと思い，主治医に服薬内容の変更を相談しましたが，「慢性期の患者さんだし，そんなに薬を変えるといっても何度も変えてきているから」と期待した応えはもらえません。

　上野さんは両親とうつ病の兄がいて，父親が健在のときは退院もできていました。数年前に父親が亡くなり母親と兄のサポートを受けるようになると，自分のことをはっきり主張する上野さんは兄との折り合いが悪くなり，外泊や退院の受け入れも困難になりました。母親は「気難しい兄よりこの子のほうが話もできるし家事も手伝ってくれます。でも，私は車を運転できないけど兄はできるから。兄もこの子も病気なのでこの子のほうを病院で長く診てください」と話していました。

　上野さんは落ち着いているときに「退院して親孝行したい」「結婚して家庭をもちたい」と率直な希望を木村さんに話してくれました。私の患者さんなんだから私がなんとかしないと！……でも，自傷行為や家族の受け入れ困難から退院の目途は立たない。薬の変更もない。気分転換の外泊もできない。あれもない，これもない，はあ……木村さんはこの八方塞がりの状況でいったい何を目標にしたらよいのかわからなくなってモヤモヤし，途方に暮れてしまいました（なお，これは実際の事例をもとに創作した架空のケースです）。

精神科長期入院者の退院支援におけるモヤっと

　この事例で話題になっている退院支援とは，患者・家族の主体的な参加のもと，退院後も自立した自分らしい生活が送れるように，教育指導を提供したり，諸サービスの活用を支援するなど，病院内外においてシステム化された活動・プログラムのことを言います[1]。特に精神医療では2004年に国が示した「精神保健医療福祉の改革ビジョン」によって，「入院医

療中心から地域生活中心へ」という基本方策を推し進めることが示され，その後の10年間で7万床の病床削減が目指されました[2]。こうした取り組みの成果もあり，新規入院患者の入院期間は短縮傾向にあり，近年は約9割が1年以内に退院しますが，様々な理由で入院が長期化する上野さんのような人も一定数いることが指摘されています。

　角川らによれば木村さんのような精神科病棟に勤める看護師は，退院支援について「決まらない」「目途がつかない」「進まない」「ストレスだ」というネガティブなイメージをもつことがあるようです[3]。上野さんのような長期入院者の退院支援は，退院先の確保が困難で，家族の受け入れの拒否があったり，患者の退院準備も整わず，社会，そして自分たち看護師の支援体制も温度差があるなど，病棟看護師にとって非常にモヤっと（困難感）を感じやすい領域です[4]。たとえ「退院してもらいたい」と退院支援の萌芽があっても，最終的には，患者の声を聴けていない，家族などの関係者と接点がもてないことや，医師との方針の相違，家族との敵対など退院支援の関係者とのモヤっと（意見の相違・対立）に遭遇し，退院支援の袋小路に帰結してしまいます[5]。病状が安定しすぎることも逆に問題で，安定＝変化なしと捉えがちで，落ち着いていてケアの必要がない「存在感のない患者」となって「患者がいることが当たり前」といった長期入院に対する違和感の薄れが生じます[5]。その点，上野さんは病状が不安定だったからこそ，退院までの途切れない支援が施されたという一面もあるのかもしれません。

【事例の続き】多職種でつくり上げた目標

　木村さんの病院には慢性期の統合失調症の患者さんを対象にした退院支援委員会があります。医師，薬剤師，栄養士，検査技師，心理士，精神保健福祉士，そして看護師が集まって月に1回協議します。本来退院支援を目的としているのですが，悩んでいた木村さんは上野さんが退院まではできない可能性があることを承知してもらったうえで，退院支援委員会で協

議してもらうようにしました。

　退院支援委員会で木村さんは，上野さんの症状や家庭環境について情報共有し，続いて目標が曖昧な状況で何をしてよいかわからないまま，患者さんも看護師もつらいことを率直に訴えました。すると「退院は難しいかもしれないが，現状できることを考え実施していこう」と，とりあえずの返事をもらえました。薬剤師からは鎮静作用の強い薬は体が動きにくくなり，かえってイライラした気持ちになるのでと薬剤調整の提案がありました。作業療法士からは個別で気分転換活動に誘ってみることを，心理士からは大声を出すときの具体的な声掛けと生育歴の聴取をそれぞれ提案され，当面の方向性が見えてきました。

　また，同時期に上野さんが皮膚炎になってしまい，毎日のシャワー浴や軟膏塗布などの処置が必要になりました。この毎日のケアを通して，軟膏塗布やシャワー浴の約束をきちんと守る几帳面な上野さんの性格が肌で感じられるようになり，看護師の見方も変化し始めました。ケア中に雑談ができるようになり，「怒っている状態が多くて困った患者さん」から，「笑うと素敵」「律儀である」「女性らしく服装や肌のお手入れには余念がない」人へと，人が生きること全体を捉えた意見が他の看護師からも出るようになってきたのです。

　2回目の退院支援委員会で木村さんは，以前より大声が少なくなってきたことを共有できました。薬剤師からは薬剤調整がなされたこと，作業療法士からは気分転換活動を提案したこと，上野さんからも「運動がしたい」と自ら希望があったこと，実際試してみて体力がもたずに運動は控え，料理に切り替えていくことにしたと経過が報告されました。

　3回目の退院支援委員会では，心理士からの情報で，生育歴の聴取を通して過去にいじめを受けていたことがわかってきました。そのことを病棟で看護師に共有したとき「上野さんがあんなに怒る気持ちがよくわかるわ」と，上野さんの抱える生きづらさが詳らかになることで共感と慈しみの声が聞かれたのが木村さんにとってはとても印象的でした。その頃から上野さんの大声や自傷行為はほとんど起こらなくなり，また，家庭の状況

も変わって兄と母親が別に住むようになりました。退院支援委員会の目標も「自宅退院」となり，自宅へ退院前訪問も済ませ，自分で通院できるように看護師が付き添い，バスや電車へ乗る練習もしました。結果，3年以上入院していた上野さんは退院していきました。

「私」のシステム化

　この事例の前半では，「退院支援」の名が示すように，施策や病院側の都合によって「上野さんを精神科病院の外へ出す」，そのために「上野さんの病気を治す」という「医療の論理」が中心になっています。より強い言葉で言い換えましょう。モヤっとしているのは誰でしょうか。それは木村さんです。上野さんではなく，看護師が困っていたのです。被害的になって瞬時に怒りだす上野さんを見て，それは上野さんの「症状」であり，彼女のもつ「病気」から来るもので，それが同僚の看護師や他の患者さんに「迷惑」をかけている。それでは「精神科病院の外へ出せない」ので「服薬内容の変更」が必要なのに医師は「何度も変えてきているから」と期待した応えをくれない——当初，木村さんは上野さんにこのような「状況」を説明，相談することすらしていませんでした。「状況」の問題ではなく，上野さんの「病気」の問題だと思っていたからです。彼女の病気が治らなければいけない——と。

　精神疾患をもつ人を取り巻くこうした抗いようのない社会状況により，さらに再発，再入院，難治の障害へと駆り立てられる悪循環はこれまでしばしば指摘されてきました[6]。例えば米国では，地域でのサービス拡充が追いつかないまま，ケネディ政権下で「医療の論理」による急激な脱施設化が進められたため，精神科病院を出た上野さんのような患者さんの多くがホームレスになるか，もしくは犯罪者となって刑務所に収容される事態が起こりました[7]。こうした精神医療制度や，病院・教育のシステムのなかで患者さんはどうやら2つの顔をもつようになることもわかってきました[8]。一つは病者としての顔であり，精神病理学の問題です。もう一つは，

排除された者，社会的にスティグマ化された者としての顔です。精神医療に携わる者は医学的な次元のほかに，社会的排除という社会的な次元の両方で闘わなければなりませんが，当初木村看護師は前者のみを見ていたのかもしれません。

　また，Basaglia によれば，精神科病院とは人間をモノ化する装置だといいます[9]。生きていて自ら動く身体をもった人間を，施設から動けないようにし，言葉や歴史を取り上げて「○○という病気の患者」にすることで，人間としての意思や関心や欲望を奪っていく。それは限りなくモノに近い「何か」に変容させる装置なのだというのです。事例で木村さんは，退院支援をする過程で，上野さんをモノ化していた「私」を，いったんは認めなければなりませんでした。そして木村さん自身も制度のなかでシステム化し，モノ化していたことに気づかねばなりませんでした。つまり，退院支援病棟の機能に合わせて医療システム化されていたし，上野さんに対してもそのシステム化した視点でしか見ていなかったのです。

「私」は一人ではない─「分人」という考え方─

　事例の後半では，退院支援委員会で多職種がもついろいろな視点を体験したことで，木村さんの上野さんへの見方も変化していきます。しかし，この変化は突如起こったのではなく，木村さんのなかにもともとそのような視点が内在していたのではないか，とも思えます。

　平野[10]は著書『私とは何か』のなかで，人間の基本単位を「個人」から「分人」へ捉え直すという斬新な視点を提案しています。つまり，たった一つの本当の「私」など存在しない。裏返して言うならば，対人関係ごとに見せる複数の顔が，すべて「本当の私」であるというのです。もともと「個人（individual）」という言葉の語源は，「分けられない」という意味であったようですが，この問題を考えるために，平野は「分人（dividual）」という新しい単位を導入します。否定語の接頭辞 in を取ってしまい，人間を「分けられる」存在とみなすのです。分人とは，対人関係

ごとの様々な自分のことです。つまり，配偶者との分人，両親との分人，職場での分人，趣味の仲間との分人……こうした分人は，相手との反復的なコミュニケーションを通じて，自分のなかに形成されていく，パターンとしての人格です。1 人の人間は，複数の分人のネットワークであり，そこには「本当の自分」という中心はないとする考え方です。平野[10] は人間が「（分割不可能な）個人」だという発想は，そもそもは一神教に由来するもので日本人には馴染まないし，現実の感覚とも乖離するとしています。

　この「私は 1 人ではない」という視点に立てば，退院支援委員会への参加は，まさに「委員会向けの分人」を生み出す過程に他なりません。私たちは，誰かと会うたびに，まったく新しい自分であることはできません。毎回自己紹介から始めるというバカな話はありません。木村さんは委員会に参加するなかで「この人とはこういう態度で，こういう喋り方をすると，コミュニケーションがうまくいく」と感じ，それに付随して喜怒哀楽様々な感情が自分のなかに湧き起こったはずです。そして，会う回数が増えれば増えるほど，このパターンの精度が上がっていき，やがて「委員会向けの分人」ができていきます。平野[10] によると，私たちは，普段，コンビニでの買い物や，公共交通機関の利用など，不特定多数の人とコミュニケーション可能な，汎用性の高い「社会的な分人」を生きていますが，特定のグループ（カテゴリー）に参加，所属するとき，この「グループ向けの分人」になるといいます。

　さらに個別に料理活動支援を行う作業療法士や上野さんの生きづらさに光を当てる心理士などとの出会いを通じて，最終的に「特定の相手に向けた分人」も生まれていったはずです。もし，委員会に参加する前の木村さんと，参加後の彼女が違うとすれば，それは，つきあう人が変わり，相談する場所や話す内容が変わり，木村さんの分人の構成比率が変化したからです。参加前には大きな位置を占めていた「医療の論理」で動く当時の分人が，参加後にはもう，小さく萎んでしまっていて，代わりに「人が生きること全体」を中心に据えた，まったく世界観の違う多職種メンバー向け

の分人が大きくなっていたとするとどうでしょう。それは，有り体に言えば「私」自身の性格，個性にも変化が起こったともいえます。

「私」のなかから変化させていく

　では，患者さんを「モノ化する」のではなく，人を人として扱うということは具体的にどういうことなのでしょうか。医療人類学者の松嶋は，哲学者の Rovatti を引用しながら，それは「主体性を返還する」と表現できるのではないかと指摘しています[9]。それまで「患者」として主体性を奪われてきた人たちに社会の側が（あるいは医療の側が）主体性を返還する――。そのためには問題を「病気」ではなく，「人生の危機」として見ることで医学を「抑圧」でなく「解放」のための道具として使うべきだ，という精神科医 Basaglia の主張が紹介されています[9]。「問題を危機と見るのか，それとも診断と見るのかは全く別のこと。なぜなら，診断は客体であるのに対し，危機というのは主体性の問題だから」というわけです。事例では，いろいろな知識や経験をもった人が集まり，上野さんを患者でなく人生の危機に直面している人と捉えて知恵を絞ることで，その問題を乗り越えてきたと言えます。

　私たちは医療や病院という制度やシステムのなかで働いているので，どうしても「モノ化」「医療の論理」へ戻ってしまいがちになるのでしょう。でも，「分人」の観点から言えば「主体性の返還」「人が生きること全体を見据えた」羅針盤も同時に手に入れることができます。1人の同じ人間が，まったく思想的立場の違うコミュニティに参加しているとき，「個人」として考えるのであればそれは矛盾であり，裏切りです。その人は，首尾一貫しない，日和見主義の，無節操な人とみなされるかもしれません。しかし，「分人」の観点からはこれが可能となります。それぞれのコミュニティには，異なる分人で参加しているからです。

　木村さんは当初，病棟のコミュニティにも委員会のコミュニティにも参加しながら，委員会のコミュニティの分人に病棟のコミュニティの分人が

染み出していたはずです。そうして，委員会のコミュニティ内で木村さんと分人化する作業療法士や心理士もまた，何がしか，対立する「医療の論理」「主体性の返還」といった価値観に影響を受けていたと考えられます。つまり，木村さんが自身のなかの「医療の論理」に気づき，それと対比する形で「主体性の返還」へ向かおうと，自らの分人が突き動かされたとき，作業療法士や心理士の分人もまた，意識的，あるいは無意識的にそうした価値観と融合し，共鳴し合いながら，結果的に上野さんを「人生の危機に直面している人」へと捉え直していったといえます。

　そういう意味では，私たちは自分の可能性をもっと信じてよいのかもしれません。「医療の論理」や「モノ化」する分人だってあってもよい，ということです。人は，なかなか，自分の全部が好きだとは言えません。しかし，誰それといるときの自分（分人）は好きだとは，意外と言えるのではないでしょうか。逆に，別の誰それといるときの自分は嫌いだとも。木村さんが感じた「委員会向けの分人」がそうであったように，そのなかでもし，好きな分人が一つでも二つでもあれば，そこを足場にしてみればよいのです。平野[10]は「誰かといるときの分人が好き，という考え方は，必ず一度，他者を経由する。自分を愛するためには，他者の存在が不可欠だという，その逆説こそが，分人主義の自己肯定感の最も重要な点である」と述べています。微視的な話ですが，モヤっとしたときに，外のコミュニティのなかでそうした自分のなかの「好きな分人」を見つけられるかどうかに，私たちの成長や変化の可能性が眠っていることを，この事例は如実に物語っていると私には思えました。

文　献

1）篠田道子（分担研究者）：退院調整看護師養成 プログラム作成に関する研究（伊藤雅治：主任研究者）―在宅療養促進のための訪問看護のあり方に関する研究―. 平成 16 年度厚生労働科学研究費補助金厚生労働科学特別研究事業，2005.
2）厚生労働省精神保健福祉対策本部：精神保健医療福祉の改革ビジョン，2004.（https://www.mhlw.go.jp/topics/2004/09/dl/tp0902-1a.pdf）（2021 年 4 月 1 日現在）

3 ）角川和也，佐伯興平：精神科長期入院患者の退院促進に対する精神科看護師の意識調査─退院促進活動に対するイメージと停滞の原因─．日本看護学会論文集，40；69-71，2009．

4 ）畠山貴満，田辺有理子：精神科長期入院患者の退院支援における看護師の困難感（日本精神科看護学会第 18 回専門学会Ⅱ看護研究論文）．日本精神科看護学会誌，54（3）；56-60，2011．

5 ）石川かおり，葛谷玲子：精神科ニューロングステイ患者を対象とした退院支援における看護師の困難．岐阜県立看護大学紀要，13（1）；55-66，2013．

6 ）Kleinman, A.: Rethinking psychiatry : From cultural category to personal experience. Free Press（Macmillan Publishing），New York, 1988．（江口重幸，下地明友，松澤和正ほか訳：精神医学を再考する─疾患カテゴリーから個人的経験へ─．みすず書房，東京，2012．）

7 ）昼田源四郎：脱施設化以降のアメリカ合衆国の精神医療─その変遷と社会文化的背景─．こころと文化，7（1）；10-18，2008．

8 ）鈴木鉄忠："二重の自由"を剥ぎとる施設化のメカニズム─F. バザーリアの精神病院批判を手がかりに─．文学部紀要社会学・社会情報学，25；135-149，2015．

9 ）松嶋健：プシコ ナウティカ─イタリア精神医療の人類学─．世界思想社，京都，2014．

10）平野啓一郎：私とは何か─「個人」から「分人」へ─．講談社現代新書，東京，2012．

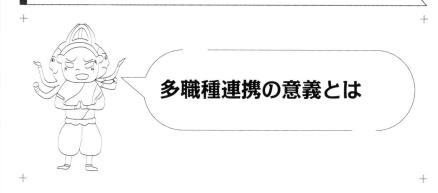

多職種連携のいま，これからを学ぶ
モヤっとくんのコラム

多職種連携の意義とは

　本書は「これまで」私たちが学んできたことをまとめたものであり，同時に「いま」の私たちの学びを深めるプロジェクトでもありました。「これは！」と思った事例を通して，あのとき本当に自分が言いたかったこと，言葉にならずに実践の場に置きざりにしてしまっていたことを今一度掘り起こす。それをもとに原稿をまとめて，月1回1時間のオンライン勉強会のなかで共有する。そこでメンバーにもらった意見を足がかりに，さらにあれこれ調べて既存の理論を参考にして，自分なりの持論を創り出していく――この実践と理論の往復のなかで「こんなことが起こった」と，あるメンバーが話してくれました。

　　事例の患者さんについて（ここで）話したときに，私のものの見方が変化したと言うよりは……もともとそういう視点はあったけど，芽吹いたというか。私自身が花束で。つぼみだったり，咲いていたり。そこから一つ二つ，花開くという。患者さんをモノのように扱ってしまう「何か」がまだ（私のなかには）あるけれど。でも，もともともっていないのに見方の変換はできないのかなと。ないものは開かないのかなと思って。……何度も言いますけど，（ここで）話すまでは私はよい看護師だと自分のことを思っていたんです。

　　　　　　　　　　　　　　　　　　　　　　　――精神科病棟　看護師

　自分の経験が新たな意味連関のもとで新たな理解可能性に開かれるとき，これまで当たり前だと思って疑いもしなかったことのなかに，次々とある種の課題が見えてくる。私はこれも多職種連携の意義のひとつだと思っています。つまり，その概念が生まれる前は，「よい看護師」「よい医師」「よい○○」によって患者さんが不利益を被っていたとしても，それが「足りないことである」という認識を十分にもつことができませんでした。そうした状況は，直接ひどいことを言われたり，誤った投薬をされることとは違いますが，やはり「不足」であったと思うのです。多職種が自らの前提を疑うことで起こるケアの「化学反応」をその患者さんが享受できないという点で，です[1]。「多職種連携」といった概念がなかったときにはその不足をそもそも不足として認識することができない──弱い立場に置かれた者が自らの抑圧的な経験を解釈・表現するための言葉や資源が社会のなかに不足していることから生じるこのような不正義を，哲学者である Fricker[2] は「解釈的不正義」と呼んでいます。

　あるメンバーは多職種のなかで起こる，本来あるべきケアの「化学反応」についてこう表現していました。

> 急になにか変えてもうまくいかないよね。たとえば長期入院者の退院支援のように，料理教室してみたら意外とうまくいったとか。近くの目標って感じではない。ケアの目標をすくい上げるように多職種で話す。意外とこういうことしてくれるよね。こういうところあるよねって。多層的に変わっていくというか。（多職種の）いろんな声が重なって，物事を変える力につながっていく。ポリフォニー（多声性）というか。目標をもってこうやっていくというより，意外とこうしてくれた，というのがつながっていくんだと思う。
>
> ──総合病院医療ソーシャルワーカー

　ここでいう「ポリフォニー（多声性）」はロシアの哲学者 Bakhtin が提唱したものです[3]。Bakhtin によると，世界に向き合う自分の視点というのは唯一でかけがえのないものであり，その意味で「私と他者が，同じ空間・時間を共有することは決してあり得ない。だから，私が私の内部で考えていることは，私以

外の他者には決して規定できない」として，対話における他者との絶望的なまでの「わかりあえなさ」を指摘します[4]。そのうえで自分というのは他者に規定されきれない未完な部分をもつ存在だからこそ，対話を通して相互の見解がぶつかることにより新たな見解が創出し，互いに変化もするといいます。私たちが，互いの異質性を認めつつ，「化学反応」を起こしていくためには「ともに声を出すこと＝互いに交渉を続けること」と「さまざまな声があること＝異質な他者への関心を保ち続けること」の両方が必要で，そのような「複数の自立しており融合していない声たち」をポリフォニーと表現しました[5]。

　実際，異なる専門職が「化学反応」を起こすプロセスは，6つのフェーズに分けられ，そのひとつがポリフォニーであることが研究で示されています[6]。なお，6つのフェーズは，多様性を保ち目標を設定するイニシエーションフェーズ，メンバーが具体的な経験や知識を他のメンバーと共有し始める知識分配フェーズ，新しい視点や経験をめぐる議論のなかで徐々にメンバーの違いを表現し，共有された知識への挑戦や処理につながるポリフォニーフェーズ，共有された知識を活用したいという思いからシナリオ思考を始めるイマジネーションフェーズ，焦点を絞ってアイデアを練り上げるアイデア形成フェーズ，そして最終的にアイデアや提案が合意されるコンソリデーションフェーズと説明されています。特にメンバーが互いにオープンになり，好奇心と尊敬の念をもち，互いの動機と専門性を認識することが重要と指摘されています[7]。

　多職種による化学反応を起こし，その体験を言葉にして記述し，多職種連携という表象をつくっていくこと。そのなかで，これまで専門職個人の（あるいは患者の）至らない点だと思っていた問題が，実はそうではなかったと気づく。冒頭の精神科病棟の看護師が感じた，自分自身の端緒が更新されていくような体験は，その看護師を単なる「専門職」から「連携する専門職」にした瞬間であったようにも思えます。

（佐野　樹）

文　献

1 ）Carel, H. and Kidd, I.J. : Epistemic injustice in healthcare : A philosophial analysis. Med. Health Care and Philos., 17 ; 529–540, 2014.
2 ）Fricker, M. : Epistemic Injustice : Power and the Ethics of Knowing. Oxford University Press, Oxford, 2007.

3）ミハイル・バフチン（桑野隆訳）：ドストエフスキーの創作の問題．平凡社，東京，2013.

4）田島充士：異質さと向き合うためのダイアローグ―バフチン論からのメッセージ（特集 対話）―．心理学ワールド，64；9-12，2014.

5）桑野隆：「ともに」「さまざまな」声をだす―対話的能動性と距離―．質的心理学研究，7（1）；6-20，2008.

6）Ness, I.J. and Søreide, G.E. : The Room of Opportunity : Understanding phases of creative knowledge processes in innovation. J. Workplace Learn., 26（8）; 545-560, 2014.

7）Ness, I.J. and Riese, H. : Openness, curiosity and respect : Underlying conditions for developing innovative knowledge and ideas between disciplines. Learn. Cult. Soc. Interact., 6 ; 29-39, 2015.

第 9 章

計画の共有
―誰のための計画か―

橋本　麻由里

【事例】 オムツを卒業したい佐藤さん

　佐藤さんは，80歳の女性です。右大腿骨頸部骨折で，先日手術を受け，整形外科病棟に入院しています。順調に回復し，リハビリ室で平行棒を使い歩く練習をしており，数日前からはトイレに行く練習を始めました。佐藤さんは，トイレくらいは1人で行けるようになりたいと思い，リハビリ室での訓練に励んできました。まずは平行棒での歩行から，手すりを持ってトイレに移動する動作の練習です。昨日は，担当の理学療法士の植野さんに上手にできたと褒められ，少しずつ自信がついてきました。

　植野さんは，就職して2年目に入ったところです。杖歩行を目標にリハビリ計画書に沿って，佐藤さんの訓練を進め，その様子は電子カルテに記録しています。一方，病棟の受け持ち看護師の渡邉さんは，少しずつ行動を拡大し始めた佐藤さんに対し，「転倒・転落のリスク状態」を看護問題として，その予防を目標に計画を立てていました。リハビリ室での訓練の状況に合わせて，援助方法を検討するとしていました。そのときの佐藤さんへの生活援助としては，食事は看護師の介助で車椅子に移乗し，食堂で食べてもらっていました。また排泄は，昼間はベッドサイドでポータブル

トイレへの移動を介助していました。そのため，佐藤さんに対しては，排泄の際，必ずナースコールをしてもらうよう説明していました。それでも時々，間に合わないことがあったため，オムツをつけるよう依頼していました。リハビリ室に行くときだけは，リハビリパンツに換えてもらっていました。内心では佐藤さんはオムツをつけるのが嫌だと感じていたのですが，そのことは誰にも打ち明けられずにいました。

　ある夜，トイレに行きたいと思い目覚めた佐藤さんは，今だったら１人でもポータブルトイレを使えるのではないか，そうすればまたオムツも外せるようになるのではないかと，藁にもすがる思いでベッド柵を外して降りようとしました。しかし，そこへ，物音に気づいた夜勤の看護師が来てしまい，「まだ１人では無理ですよ。こけたらどうするのですか？」と制止されてしまいました。結局，佐藤さんは，もう１人看護師に来てもらい，なんとかポータブルトイレで用を済ませました。

　悔しいやら，情けないやら。そしてまるで聞き分けがない子どものように扱われたことに，怒りが収まりません。その日は眠れませんでした。でも，気持ちを看護師たちにぶつけるわけにもいきません。翌日，リハビリ室に練習に行った際に，佐藤さんは植野さんに夜の出来事をようやく話せました。「ここではちゃんとできるようになってきたのに。自分１人でトイレに行けるようになって，もうオムツを卒業したい」と涙ぐんで，看護師に怒られたことや自分の気持ちを打ち明けたのです。

　植野さんは，佐藤さんの気持ちを知った自分が何か行動を起こさないといけない，そんな気がしました。少なくとも佐藤さんの状況について，受け持ち看護師の渡邉さんには知っておいてもらいたいと考え，仕事の合間を見計らって病棟に赴きましたが，あいにく渡邉さんは休みでした。別の看護師にも聞いてみましたが，担当のチームが違うためよくわからないと言われてしまい，モヤっとしました。たとえ担当が休みでも，治療はいまも進行中です。今日もまた夜はやってくるのです。では，いったい，どの看護師に聞けばよいのか……さらにモヤっとしました。

　植野さんは，恐る恐る師長さんに昨日の佐藤さんのことについて教えて

ほしいと声をかけました。そうしたところ，佐藤さんが1人で夜トイレに行こうとしたので，危険防止のため，夜間は離床センサーをつけるという話になっていることがわかりました。また，佐藤さんの受け持ち看護師は渡邉さんですが，彼女がいない日は「Aチーム」の別の看護師が担当し，その場合の担当は日によって変わること，また夜間はBチームの看護師が担当することもある，などを初めて知りました。電子カルテに訓練の状況は書いていたので，カルテを読んでくれていると思っていましたが，そうではないこともわかりました。理学療法士と看護師，さらには佐藤さんの間で，目標や計画が共有できていなかったことがわかり，改めて佐藤さんにどのように関わっていくか，また看護師とどう連携すればよいか……悩んでしまいました（なお，これは実際の事例をもとに創作した架空のケースです）。

置き去りにされた気持ち

　この事例で理学療法士は，佐藤さんに対してリハビリ室で杖歩行ができることや自分で手すりを使ってトイレに行けるようにすることを目標にリハビリテーションを実施していました。受け持ち看護師の渡邉さんは，行動範囲の拡大に伴う「転倒・転落のリスク状態」を看護問題として，病棟での転倒予防を目標に看護を計画しました。トイレへの歩行介助も夜勤時のように人手の少ないときは避けて，看護師による援助体制が取れるときに実施するという考えでした。では，当事者の佐藤さんは，どうでしょう。自分でトイレに行けるようになりたい，オムツを早く卒業したいとリハビリテーションに励んでいましたが，これはどこで，いつ，誰といようが，今後はずっとそうしたい，という気持ちでした。

　実際，佐藤さんのような高齢者にとってしばしば排泄援助は非常に耐え難い経験と報告されています[1]。看護学生自身，オムツ排泄体験を経ると，装着時の羞恥心，違和感，尿漏れや蒸れへの不安感から「オムツは不快である」というイメージを強め，患者さんへの安易な使用を避けるようにな

るようです[2]。しかし，そうはいってもお世話になっている身である高齢者は施設のルールには従うしかないと我慢するようになり，終いには水分を控えたり，スタッフの都合に合わせたりして，排泄援助自体に自らを適応していきます[1]。この事例では，オムツを用心のためか「つけてもらって」いますが，内心は嫌だという佐藤さんの気持ちは置き去りにされたまま，各職種がその専門領域内の計画を立てて援助を進めてしまっています。

　そのなかで看護師から危険を指摘され怒られたことは，佐藤さんにしてみれば，リハビリ室では「トイレに行く」ために練習をしているのにと，納得のいかない気持ちだったのではないでしょうか。「自己判断で危険な行動をするかもしれない」として，行動に対するチェックが強化されるようになったことは，さらに納得できないことであったはずです。

共有されなかった計画

　計画の共有という点でこの事例の問題点を振り返ってみると，佐藤さんも含めた関係者間で計画が共有されないままであったために，理学療法士と看護師の間で支援の方法が違ってしまったということがあります。佐藤さんの気持ちや安全性に留意して生活行動を広げていくうえでの有効な支援ができず，結果的に佐藤さんの混乱を招いてしまいました。このような状況は，佐藤さんにとって，ゴールのテープが一体どこに張られているのかわからないまま進むよう求められているようなものです。

　また，具体的に計画を共有したり職種間で相談する場や機会が明確でないという問題点が挙げられます。職種間での情報共有や相談のために，理学療法士の植野さんは，病棟に出向きましたが，看護師の担当制が理学療法士の担当制とは異なることがわかり，受け持ち看護師がいないときは誰に相談すればいいのか，また看護師とどのように連携すればよいかがわかりませんでした。そして，計画を共有する方法としての電子カルテは，いくら詳細を書き込んでも，お互いに情報を共有する意図がなければ，その

ための有効なツールにはなり得ないこともわかりました。

計画の共有を阻む要因

　多職種連携においては，職種間で目標や計画を共有することや，お互いの役割や専門性への理解を深めることが重要であることは言うまでもありません。この事例においても，計画を共有し職種間の理解を深めることができれば，佐藤さんを混乱させることは避けられたかもしれません。

　しかし，職種間での情報共有やコミュニケーションの不足，また専門性や役割認識の不足，専門性に応じた役割分担での問題などが，多職種連携に困難をきたす理由や連携上の課題として指摘されています[3-6)]。情報の共有という点では，双方向ではなく一方的な情報提供では確信が得られないことや，忙しさや一緒に検討する場がないなど連絡の取りづらさ，報告しにくい雰囲気や関係性などが挙げられています。また，時間的な余裕のなさや，忙しさに対する遠慮などがコミュニケーションを困難にしていること，専門職間の視点の相違や役割期待の相違などのサービス提供上の困難の指摘もあります。本人を含めケアに関わる人々で共通の目標や計画を共有しケアを進めていくことの必要性はわかっていても，その実践には様々な難しさや課題があるのです（**図1**）。

計画が共有されるとはどういうことか

　では，こうした阻害要因がありながらも，計画が「共有」されているとはいったいどのような状態をいうのでしょうか。

　看護師と理学療法士が，それぞれの計画をどのようにすり合わせていくか，情報を共有し連携の機会や方策をつくっていくかを考える前に，「佐藤さんのためのケア」を目指すのであれば，その佐藤さんが願っていること，わかってほしいと思うことは何か，佐藤さんから見た共有を阻害する要因についても等しく考えてみる必要があると指摘されています[7)]。

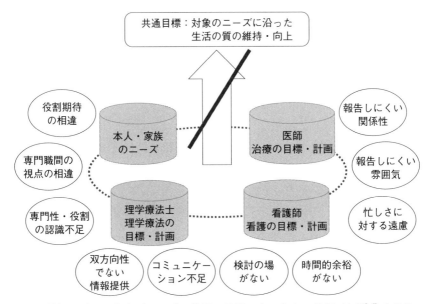

図1　情報・計画の共有ができず，共通の目標に向かえない状況（文献[3-6]を参考に筆者作成）

　佐藤さんには「自分でトイレに行けるようになってオムツはもう卒業したいと思っている。だから，リハビリを頑張っている」という思い，また，行動を制止され，自分の思いが理解されなかった際の，「悔しいやら，情けないやら。そしてまるで聞き分けがない子どものように扱われたことへの怒り」といった思いがありました。佐藤さんが，看護師に思いを伝えられなかったのは，忙しさのなかで看護師に世話をかけることへの言いづらさもあったかもしれません。でも，最も重要なのは，佐藤さんにとって，オムツをつけることは日常の姿ではなく，違和感でいっぱいの非日常の姿であることを受け止めてもらうことだったのではないでしょうか。

　佐藤さんは佐藤さんであって「大腿骨頸部骨折術後リハビリ中で転倒リスクの高い患者さん」ではありません。真に「患者のための看護」をでき

る病棟では，看護師がその専門性の前提となる論理性，客観性，普遍性といった科学的合理性に加えて，上記のような「生活者としての視点」をもてていることが指摘されています[8]。つまり，看護師自身が生活者としての視点をもつならば，患者さんとの身体的接触や相互行為のなかで，患者の生活者としての視点と接続することが可能となるというのです[8]。今回の出来事が，佐藤さんの置かれた現状や隠れた願いをみんなで共有するチャンスにできれば，わかっているけど難しいという袋小路のような状況も抜け出せる方法が見えてくるのかもしれません。

　そして職種ごとに立てられた計画をすり合わせるのではなく，この出来事をもとに佐藤さんの思いを理解することから始め，改めて3者で今後の方向性や計画を創っていくことが大切なのではないでしょうか。

計画を共有するためのリーダーシップ

　佐藤さんの思いを受け止め，トイレでの排泄ができるようにするために，関係者で目標を共有し，一つの方向に向かって支援していく必要があります。そのためには，誰かがリーダーシップを発揮しなければなりません。事例では，2年目の理学療法士の植野さんが，看護師と連携を図ろうと考えましたが，看護師と理学療法士の担当制の違いから，どの看護師が佐藤さんのケアに責任をもっているのかがわかりにくく，残念ながら具体的な連携の方法を見出すには至っていません。

　リーダーシップとは，共通の目標達成に向けて，メンバーの力を結集し最大限に力を発揮するための体制を作る働きであり，組織やチームで課題達成していくために必要な集団の働きであるといわれています[9]。リーダーシップをリーダーが担う「役割」や，リーダー個人のもつ性格や資質などリーダーに必要な特性として捉えるのではなく，チームとして機能するために，メンバーの誰もがもつべき能力（これは状況に応じて発揮される）として捉えてみるとどうでしょうか。医療機関で働く人々のチーム活動では，専門性が違うだけでなく，経験の長さや深さもバラバラなメン

バーでチームを組むことになります。とはいえ，役職・リーダー役割を
もった人，また特定の職種，経験が長く知識や技術に長けた人が常にリー
ダーシップをとるべきでしょうか。

　多職種連携において，メンバーは，それぞれの専門性に応じて役割を
担っています。メンバーとして，職種の専門性に根差した価値観や見方を
強固に主張するだけでは，柔軟性を欠き，その職種だけに通じる偏った見
方ということになりかねません。個々のメンバーが専門分野を有する専門
職であり，それぞれ自律した存在であるとすると，どのようなリーダー
シップが有効なのでしょうか。

　石川[10]は，職場の全員にリーダーシップがシェアされうることを前提と
したシェアド・リーダーシップ理論について紹介しています。シェアド・
リーダーシップとは，職場のメンバーが必要なときに必要なリーダーシッ
プを発揮し，誰かがリーダーシップを発揮しているときには，他のメンバー
はフォロワーシップに徹するような職場の状態です。これは，リーダー的
地位にある人だけでなく，職場の他のメンバーが，必要な情報や資源，ス
キル，能力を持ち寄って必要な場面でそれらを効果的に用いることで，職
場全体に影響力を発揮することが大事であることを示しています。そして，
メンバーの専門性が高い職場では，シェアド・リーダーシップが有効に機
能すると述べ，その理由として公式のリーダーであっても，各メンバーの
専門領域を完全に理解することはできないことを指摘しています[10]。

　このことから事例について考えてみると，植野さんが，患者である佐藤
さんの機能回復に責任をもつために，問題提起し看護師に働きかけること
は，専門職としてリーダーシップを発揮することといえます。また，公式
のリーダーである病棟師長は，植野さんの問いかけの意図を捉え，たとえ
ば看護師とのカンファレンスの場を設けることを植野さんに提案するなど
メンバーシップを発揮することも考えられます。

　専門職の集まりである医療機関では，メンバーの専門性の高さや経験の
深さがメンバー間の優位性に影響します。ことに経験の浅い専門職が，役
職のあるリーダーや経験の深い専門職に対して，リーダーシップを発揮す

るとなると，言いにくさや自信のなさを感じるに違いありません。そのようななかでも，専門性の違い，経験の違いを乗り越えて誰もが必要なときに必要なリーダーシップを発揮するためには，何が必要でしょうか。

リーダーシップを誰もが発揮できるために

　専門性や経験の違いに関わらず誰もがリーダーシップを発揮するためには，メンバーへの信頼や自由なコミュニケーションによる心理的に安全な環境が不可欠とされています[11]。それについて実際に，私が経験した例を紹介します。

　集中治療室に勤務する 2 年目の看護師が，受け持ち患者さんの問題解決のために，医師や他職種，先輩看護師に対してリーダーシップを発揮している姿を見かけました。なぜ，自分から働きかけることができたのか聞いてみると，「自分が受け持ち看護師だから……。でも，最初は自信がなく責任の重さに押しつぶされそうだった」とのことでした。しかし，医師や先輩看護師から「わからないことはいつでも誰にでも聞けばいい」と言われ，「こんなこと聞いてもいいかなと思うことも聞いてみたら，ちゃんと答えてくれた」という経験をしたことが，「気になったことは自分から伝えてみる」ことにつながっていると話してくれました。

　Edmondson[11] は，責任の重い仕事をする場合に心理的安全の度合いが高いと学習が進むが，心理的安全が低い場合は，不安ばかりが強くなることを示しています。若手の看護師にとって自信がないなかで何でも聞いてみる，伝えてみるということができるためには，心理的に安全な環境が不可欠です。集中治療室は緊張感が高い職場ですが，この職場では気になったことをメンバーに伝えてみることで，結果的に病状急変などの危機的な事態を乗り越えることができたという経験がありました。そんな日々の経験から，患者さんと専門職双方の安全を守るためには自由なコミュニケーションが不可欠であることをチームとして学習していたのです。

　このように誰もがリーダーシップを発揮する必要があることを理解し合

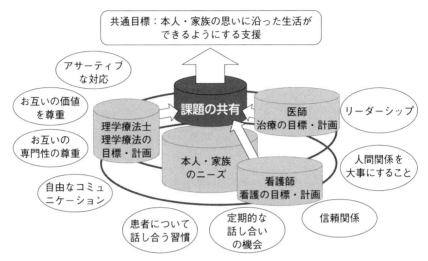

図２　計画を共有し，適切なリーダーシップのもと共通の目標に向かう状況
　　　（文献¹²⁻¹⁴⁾を参考に筆者作成）

えている職場であれば，それぞれの専門性の違い，また経験の違いを超え
て連携することが可能となるのではないかと思います（**図２**）。

文　献

1 ）吉本和樹：施設で排泄援助を受ける高齢者の体験．老年看護学，13（1）；57
　　-64，2008.
2 ）木村ゆかり，吹田夕起子，長内志津子ほか：看護学生のおむつ排泄体験によ
　　る意識の変化とおむつ排泄イメージの変化．青森県立保健大学雑誌，17；29
　　-35，2017.
3 ）新藤裕治，三枝晋吾，樋口一実：急性期病院における看護師とセラピストと
　　の脳卒中患者に関する情報共有への課題．山梨県立大学看護学部研究ジャー
　　ナル，6；63-70，2020.
4 ）成瀬和子，宇多みどり：在宅ケアにおける多職種連携の困難と課題．神戸市
　　看護大学紀要，22；9-15，2018.
5 ）藤原和成，高橋賢史，藤原悠子ほか：出雲地域の訪問看護師における医師と
　　の情報共有の困難さに関する調査．島根大学医学部紀要，37；61-66，2014.
6 ）吾妻知美，神谷美紀子，岡崎美晴ほか：チーム医療を実践している看護師が
　　感じる連携・協働の困難．甲南女子大学研究紀要（看護学・リハビリテー

ション学編），7；23-33，2012.
7) Thomas, A., Kuper, A. and Chin-Yee, B. : What is "shared" in shared decision-making? Philosophical perspectives, epistemic justice, and implications for health professions education. J. Eval. Clin. Pract., 26 (2) ; 409-418, 2020.
8) 浮ヶ谷幸代：ケアと共同性の人類学．生活書院，東京，2009.
9) 印南一路：すぐれた組織の意思決定―組織をいかす戦略と政策―．中央公論新社，東京，1994.
10) 石川淳：シェアド・リーダーシップ―チーム全員の影響力が職場を強くする―．中央経済社，東京，2016.
11) Edmondson, A.C. : Teaming : How Organizations Learn, Innovate, and Compete in the Knowledge Economy. John Wiley & Sons E.C., San Francisco, 2012.（野津智子訳：チームが機能するとはどういうことか―「学習力」と「実行力」を高める実践アプローチ―．英治出版，東京，2014.）
12) 尾形綾子，伊達久美子：Y大学病院におけるコメディカル間の連携に対する認識―看護師・薬剤師・理学療法士・栄養士の比較―．山梨大学看護学会誌，3 (1)；41-48，2004.
13) 岡崎美晴，江口秀子，吾妻知美ほか：チーム医療を実践している看護師が多職種と連携・協働する上で大切にしている行為―テキストマイニングによる自由記述の分析―．甲南女子大学研究紀要（看護学・リハビリテーション学編），8；1-11，2014.
14) 石鍋圭子：リハビリテーション医療における職種間連携の実態と看護婦の役割．リハビリテーション連携科学，1 (1)；141-149，2000.

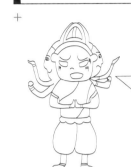

多職種連携のいま，これからを学ぶ
モヤっとくんのコラム

心理的に安全であるとはどういうことか

　心理的安全（psychological safety）とは「チームのなかで対人関係におけるリスクをとっても大丈夫だ，というチームメンバーに共有された信念のこと」とされています[1]。私たちは普段，自分が無能な人間だと思われないよう巧みに印象を操作しています。例えば，無知だと思われないよう「あえて質問をしない」，無能だと思われないよう「間違いや弱点を隠す」，押しつけがましいと思われないよう「アイデアを出さない」，ネガティブだと思われないよう「現状を批判しない」といった行動です。例えば，沖縄の民間巫者ユタは，自身が抱えている弱みや欠点を顕わにして治療のリソースとしていますが，私たち現代の専門職は，そうした「告白」をすることによって「専門職として失格である」と周囲から烙印を押されてしまわないかと恐れます[2]。Edmondson[1]によると，こうした「対人関係におけるリスク」に日々曝され，私たちは印象操作に腐心することで，実は貴重な学習や改善の機会を逸しているのだというのです。

　Edmondson[3]は心理的安全の高いチーム，つまり「懸念・疑問・アイデア・ミスなどを声に出しても大丈夫だ」と思えている職場では，チームでの学習が進みやすく，医療ミスや患者死亡が少ないと主張しています。これまでに新生児集中治療室（NICU）での死亡率が低下する[4]，心臓外科手術で「いつもの作業の流れ」を大幅に変更するような新しい技術もうまく導入できる[5]，などが海外の研究で報告されています。そもそも「チーム」が存在しないのではないか

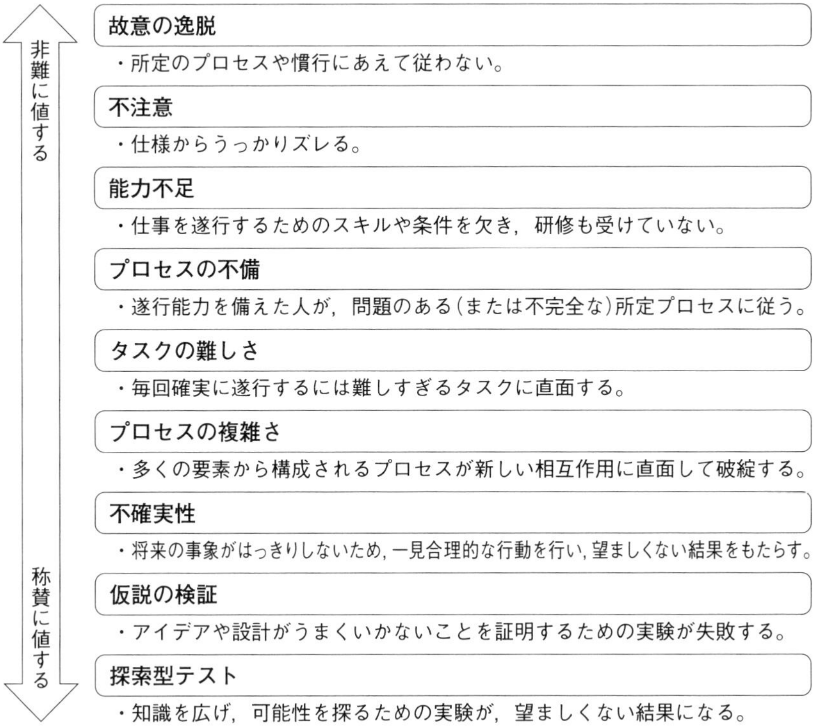

図1　失敗のさまざまな原因[14)]

といわれる日本でも同様のことが言えるのか，働く場所もメンバーもだいたいが同じである NICU・手術室とは違って第9章の事例のような異なる部署間で起こる，単発的で移ろいやすい「ワーキンググループ」のような形態の連携でも当てはまるのかについては，今後，検討する必要がありそうです[6-9)]。

失敗の原因は「一つ」ではない

とはいえ，複雑な問題のように，どうなるかが不確実であったり，問題や状況が刻々と変化していったりする場合にも，心理的安全はやはり重要のように思います。最近では COVID-19（新型コロナウイルス感染症）の対応のように，

慣れない環境や新しいチームで流動的に働くようなときにも心理的安全が重要という声も増えています[10, 11]。リーダーは間違いについて話し合うこともちろんですが，感染症の情報をこまめに更新して，チームメンバーからもフィードバックを受ける，創造性を育み，新しいアイデアを募る，つながりと信頼を築く，している仕事や努力がきちんと認めてもらえているとメンバーが感じられるようにする，などが求められます。特に，地位が低いほうから高いほうへ「もの申す」ときには，こうした懐の深い姿勢が心理的安全を高め，見逃せない報告を増やすようです[12, 13]。

　Edmondson[14] はまずは，リーダーには失敗の原因や経緯をきちんと理解しようとする姿勢が重要と述べています。つまり，**図1**「失敗のさまざまな原因」に見るように，失敗は非難に値するものから，むしろ探索型テストのように貴重な情報を生み出す，称賛すべきものまであるとします。私たちは「誰が悪いのか」，つまりシロかクロかと誤った二分法思考に陥って，どうしても責任のなすりつけ合いになりがちです。この図1を見て，自分の職場で生じる失敗のうち，どのくらいが本当に非難に値するのか考えてみてください。せいぜい一桁，2～5％くらいだと思いませんか。では，非難に値するものとして扱われているのはどのくらいでしょう。この質問には「80～90％」と答える人が多いとして，Edmondson[14] は多くの失敗がこれが原因で報告されずに終わり，その教訓も失われていると述べています。

（佐野　樹）

文　献

1）Edmondson, A.C. : Psychological safety and learning behavior in work teams. Administrative Science Quarterly, 44（2）; 350-383, 1999.
2）塩月亮子：沖縄シャーマニズムの近代―聖なる狂気のゆくえ―．森話社，東京，2012.
3）Edmondson, A.C. and Lei, Z. : Psychological Safety : The History, Renaissance, and Future of an Interpersonal Construct. Ann. Rev. Organ. Psychol. Organ. Behav., 1 ; 23-43, 2014.
4）Nembhard, I.M. and Tucker, A.L. : Deliberate learning to improve performance in dynamic service settings : Evidence from hospital intensive care units. Organ. Sci., 22 ; 907-922, 2010.
5）Edmondson, A.C., Bohmer, R.M. and Pisano, G.P. : Disrupted routines : Team learning and new technology implementation in hospitals. Administrative

Science Quarterly, 46 ; 685-716, 2001.

6) 石井遼介：心理的安全性のつくりかた．日本能率協会マネジメントセンター，東京，2020.

7) Reeves, S. and Lewin, S. : Interprofessional collaboration in the hospital : Strategies and meanings. J. Health Serv. Res. Policy, 9 ; 218-225, 2004.

8) Edmondson, A.C., Higgins, M., Singer, S. et al. : Understanding psychological safety in health care and education organizations : A comparative perspective. Res. Hum. Dev., 13 ; 65-83, 2016.

9) 齋藤ウイリアム浩幸：ザ・チーム―日本の一番大きな問題を解く―．日経BP，東京，2012.

10) Devaraj, L.R., Cooper, C. and Begin, A.S. : Creating psychological safety on medical teams in times of crisis. J. Hosp. Med., 16 ; 47-49, 2020.

11) Lateef, F. : Face to face with coronavirus disease 19 : Maintaining motivation, psychological safety, and wellness. J. Emerg. Trauma Shock, 13 ; 116-123, 2020.

12) Appelbaum, N.P., Dow, A., Mazmanian, P.E. et al. : The effects of power, leadership and psychological safety on resident event reporting. Med. Educ., 50 ; 343-350, 2016.

13) Nembhard, I.M. and Edmondson, A.C. : Making it safe : The effects of leader inclusiveness and professional status on psychological safety and improvement efforts in health care teams. J. Organ. Behav., 27 ; 941-966, 2006.

14) Edmondson, A.C.（編集部訳）：失敗に学ぶ経営．ハーバード・ビジネス・レビュー，36 (7)；10-22，2011.

第|10|章

見せる記録，見せない記録
―適切な情報を関係者と共有することの難しさ―

佐野　樹

【事例】情報が一人歩きした瞳さん

　瞳さんは 19 歳の女性。かなり遠方の自宅から「心的外傷後ストレス障害（以下，PTSD）の治療をしたい」という主訴で精神科病院を初診しました。同居の両親，病院の近くに住む祖父と共に受診しており，その日は車で自宅から来たとのことでした。PTSD については，高校の同級生からの性被害に遭い，地元のクリニックに通院していましたが，「地元だとその事件を思い出してしまう」と祖父の家からその病院に通院したいとの希望でした。

　しかし，クリニックからの紹介状には患者の希望で心理療法を施行しているものの，すでに PTSD 症状は明らかでないとあり，むしろ仕事が長続きしていないことや過去にも祖父宅から行ける仕事に就くがうまくいかず実家に戻ったことが記載されていました。精神科医の平田先生は，地元ではなく「いまここで」治療同盟を結ぶ理由が判然とせず不思議に思いましたが，とりあえず希望に沿って通院を開始し，心理士との心理療法も導入しました。

　しばらくした頃，両親のいないところで瞳さんと話している心理士が医

局までわざわざ訪ねて来て，平田先生の耳に入れておきたいことがあると言います。「どうも幼少期から家で心理的虐待があるようだ」と言うのです。母は不倫してほぼ家を空けており，父親はギャンブルにのめり込み，5人の弟妹は仕方なく瞳さんが面倒をみてきました。それだけでなく，炊事，洗濯から弁当づくりまで瞳さんが担い，「炒め物がベチャベチャして不味い」などの些細な理由で父親から大声で怒鳴られる──その音声を録音したものを心理士に聞かせて，「実家から離れたい」と述べたと言うのです。以降は父親からのすべての連絡は医師が一括して行うこととして，平田先生はその旨をカルテに記載しました。

　手探りで始めた通院でしたが，ここに来て自宅から遠い病院で治療同盟を結びたがった理由が見えてきました。そこで瞳さんのほか，精神保健福祉士とも話し合い「集中的なPTSD治療のため」という名目で入院とし，病院近くの祖父宅で居を構える準備をする計画としました。しかし，入院前に病棟看護師を交えたカンファレンスはしていませんでした。

　満を辞して入院した日，外来が忙しく直接申し送りができなかった平田先生は，入院時サマリを電子カルテ上に載せ，病棟看護師に最低限の情報を伝えようとしました。サマリには未成年の女性患者で性被害によるPTSD疑い，不適切な家庭環境で入院治療が必要となったと最低限の情報を記載しました。カルテに載せにくい家庭環境についての情報は口頭で伝える予定としました。

　しかし，外来の忙しさに忙殺され，その日は週末だったこともあり家庭環境についての重要事項を口伝せぬまま，平田先生は病院から帰ってしまいました。月曜に出勤すると病棟がなにやら騒いでいます。週末に本人と父親の両方から外泊要請があり，主治医から許可は出ていたものの，「性被害」「不適切な家庭環境」という情報から推測し「父親からの性被害の可能性もある」として，病棟看護師が外泊を止めていてくれたのでした。ただ，実際はそうした事実はなく，「不適切な家庭環境」という理由で外泊申請が保留となったことで父親が憤慨し，押し問答になっていたのでした（なお，これは実際の事例をもとに創作した架空のケースです）。

表 1　事例での情報共有

	フェーズ 1	フェーズ 2	フェーズ 3
いつ	本人からの情報提供時	心理士からの情報提供時	患者の入院時
その時点で直接患者と面識があった関係者	医師，心理士	医師，心理士	医師，心理士
そのうち誰が	心理士が	医師が	医師が
どのような情報を	患者の本当の受診理由を	心理的虐待の可能性を	家庭環境の詳細と父親への対応方法を
誰に伝えた	医師に	精神保健福祉士に	担当病棟看護師と師長担当の精神保健福祉士
誰には伝えずに	主治医以外	児童相談所等に（児童虐待防止法に基づく）	主治医以外の医師担当でない病棟看護師

適切な情報を関係者と共有することの難しさ

　本事例は，適切な情報をしかも時機を逃さず，関わる職種で共有することの難しさがテーマとなっています。なぜ，平田先生は入院時にすべての情報をサマリに載せなかったのか，あるいは載せられなかったのか。そもそも心理士から心理的虐待の可能性があるという情報が入った時点で，なぜその情報を電子カルテで共有しなかったのか。電子カルテを使えば，全職員の誰もがいつでも，どこでも情報を得られたのに，その情報をあえて記載しなかった理由は何か。事例を読むとモヤモヤしてきませんか。なかには医師にとって看護師や精神保健福祉士は蚊帳の外なんだわ，と思う人もいるかもしれません。これらは情報の受け手側の論理としては当然だと，私は思います。でも，ここではまず，カルテの書き手側の視点に立って事例を振り返ってみましょう。

　本稿では，患者が家庭での録音データを心理士に聞かせ，「実家から離れたい」と述べたところを便宜的にフェーズ 1 とします（**表 1**）。「患者の本当の受診理由」を知った心理士は医師にのみそれを口頭で伝えまし

た。「受診理由は父に伏せ，入院も考えたい」というのが本人の希望であり，電子カルテへのある種の“気持ち悪さ”もあって，医師は心理士と話し合い，カルテ上の主訴は「PTSDの治療をしたい」のままとしました。フェーズ1では「本当の受診理由は電子カルテに載せないでおく」と判断した時期とも言えます。

　次のフェーズ2では，医師が精神保健福祉士に対して，児童虐待防止法に基づく通報を児童相談所等へすべきかを相談したフェーズです。家庭環境の詳細と録音データを得た医師は，精神保健福祉士と話し合い，本人の希望も考慮して「広義の不適切な家庭環境には当たるが，心理的虐待には該当せず，関係機関への通報は行わない」との判断をしました。その判断は本来記載すべき内容だったかもしれませんが，それも「父親の目に晒されるかもしれない」というカルテへの“気持ち悪さ”から平田医師は記載しませんでした。

　そしてフェーズ3は入院時です。家庭環境の詳細や父親への対応方法をカルテに載せるか迷い，やはり電子カルテへのある種の“気持ち悪さ”が拭えず，直接口頭で担当看護師と師長に伝えることとしました。しかし，それが不幸にも情報のひとり歩きを招き，関係者の「モヤっと」を引き起こしてしまいました。フェーズ1から3を通して，平田医師が感じていた電子カルテの“気持ち悪さ”が結果的に「モヤっと」を生んだように見えますが，その気持ち悪さとはいったいなんだったのか，本稿で掘り下げていきたいと思います。

コミュニケーションツールとしての電子カルテとその気持ち悪さ

　電子カルテは多職種連携における重要な情報共有ツールの一つです。ほかにも診療報酬上の要件を満たすことの証明，あるいは医療事故や医療訴訟の際の法的資料という防衛的な役割もあるかもしれませんが，そうしたことを第一の目的としてカルテを記載することには多くの問題があることが指摘されています[1]。つまり，医師でいえば悪化を示唆する所見や鑑別

診断を漏らさず記載することに腐心して，本当に大切なポイントがボヤけてしまったり，読み手の他職種からは読みづらく理解に時間を食う，などです。米国内科学会は「カルテ記載の主な目的は，他職種とのコミュニケーション強化によって患者ケアを支援し，臨床的な結果をよりよくすることにある」とする声明を出しており，カルテは職種間のコミュニケーション促進のためにあることを強調しています[2]。

　電子カルテをコミュニケーションツールと考えると，当然それには一長一短があります。ひとつは紙カルテと比べると，誰がどこでいつ入力したかというメタ情報をかなり明確に保存でき，それを職員の誰もが取得できることです[3]。普段は意識していないかもしれませんが，このメタ情報は職種の裁量権と密接に関係しています。つまり，看護師から診断や処方の情報が発生することが「法的にあり得ない」と想定されていれば，看護師の資格でこれらの情報を入力することはかなり厳密に制限されます。この「規制力」は紙カルテよりも電子カルテではるかに強く，紙カルテでは「代筆」で済まされていたことが電子カルテでは「代行入力」できないこともあり，電子カルテ導入によってむしろ医師の負担感が増えたという興味深い研究結果もあるほどです[3, 4]。逆に医師しか書けない内容で，かつ医師が書いたというメタ情報が手軽に入手できるようになったことで，記載一つひとつの影響力は電子カルテでグッと増したようにも感じます。

　ではこれによる副作用はなにかというと，事例のような「情報のひとり歩き」です。「性被害」「不適切な家庭環境」などの情報が，「医師が」「入院時に」「診察室で」「たしかにそれを判断した」というメタ情報とともに，医師のカルテ入力直後から，入手できるようになります。しかも，カルテ端末を使える職員であれば誰もが，いつでも，どこからでもです。電子カルテの魅力はこの「場所と時間を問わない」使い方ができることですが，一方では書き手の意図とは無関係に情報を受け取り，利用する人たちも出てきます[5]。著名人や同僚のカルテを興味本位で見る不正閲覧もそのよい例で，実際，平田医師もかつて主治医として関わった患者さんに対して，他職種からの不正閲覧に頭を悩ませた経験がありました。直接ケアに関わ

る人以外は閲覧制限を設ける病院も出てきていますが，残念ながら平田医師の病院ではそのようなシステムはまだ稼働していませんでした[6)]。

気持ち悪さは忘れてしまう

　「みんなはこう読んでくれるだろう」「みんなとは○○と○○だろう」など，根拠のない期待や信頼のうえで電子カルテは成り立っている──そんな"気持ち悪さ"を，私たちはカルテを使い始めた頃には感じたはずです。みなさんは覚えていますか。私自身は医師になりたての頃，周りの医師が当たり前のように電子カルテで作業療法の指示箋を出しているのを見て，すごく気持ち悪かったのを覚えています。「指示したあとの流れを把握できていない医師が，場合によっては作業療法とはなんたるかについて多くを語ることのできない新米の医師が指示を書き，その記載を見て他職種はどう思うのだろう。そもそも，他の先生はどうして電子カルテで平然とその指示を出せるのだろう」と。

　ところが，それを繰り返していると，最初の気持ち悪さは薄れていき，いつの間にか自分にとっても当たり前になってくるのが不思議です。下手をすると，研修医に作業療法の指示の出し方を教えるなどして，いつの間にか「専門家」になっていたりする。それが悪いと言っているのではなく，どうしてもそうなってしまうのです。そうした「慣れ」に抵抗し，最初の素人として感じる気持ち悪さを大切にして，その問いを手放さずにきちんと持ち続けている人もいます。あなたがもし，そうした"気持ち悪さ"を勘案せずに「この医師にとって○○は蚊帳の外なんだわ」と片づけてしまったのであれば，それは"気持ち悪さ"を持ち続ける難しさと意味を，もう忘れてしまった証拠なのかもしれません。

もう一つの気持ち悪さ

　この事例では平田先生が感じていたもう一つの気持ち悪さがあります。

フェーズ 2 の「父親の目に晒されるかもしれない」というカルテへの "気持ち悪さ" であり，言い換えるとそれは自職種以外の他者に見てもらうことを前提にカルテを書くという，慣れていないことをするときの気持ち悪さです。そもそも医師はふだん，他職種がどう読むのか，他職種がどんな情報を欲しがっているか，といった連携的（interprofessional）視点よりも，単一職種的（uniprofessional）視点のほうでカルテを書いていると指摘されています[7]。つまり，同じ医師が見たときに読みやすい医学記録として，あるいは自分の医学的に妥当な考えを示すノートとしてカルテを書くのです。これは，他職種に「見せる」カルテというより，自分たち医師が「見る」ためのカルテに慣れてしまっているということです。

　平田先生は父親からの開示請求があり，カルテが父親の目に触れる危険性も考えました。児童虐待法のなかでは，加害者である親が開示請求してきた場合，医師は虐待についての情報を関係機関に報告したうえで，開示を拒否することもできるとされていますが，本事例が虐待事例にあたるかは微妙なところでした。さらに法における「児童」の年齢が 18 歳未満で，患者のようにこれまで措置のなかった年長児は支援の対象から外れてしまうという「18 歳・19 歳問題」も状況を複雑にしました[8]。病院によっては対象者に開示できる診療録とは別の診療録を作成して対処したり，精神科，遺伝科，児童虐待に関する診療録などのデリケートなものは，一般診療録とは別にして，強い権限をもつ診療情報管理士が管理しているところもあるそうです[9]。残念ながら当時そのようなシステムは平田先生の病院ではまだできていませんでした。

　そのような背景のなか，平田医師は父親に「見せる」カルテも想定して記載しなければいけませんでした。カルテは書く人（医療者），書かれる人（患者・家族），それを保有する人（医療機関），そして見る人（これまでは医療者）の四者構造から成り立っていますが，「見る人」のなかに「書かれる人」であった患者本人やその家族が入ってきたのは 2000 年代に入ってからと言われています[10]。つまり，カルテは伝統的に「書く人」側の言語，医学用語でつくられ，それは「書かれる人」である患者，家族を

長く寄せつけてこなかったせいか，彼らへの配慮が少なくなっています。「書かれる人」が「見る人」となり，彼らの批判的な眼差しにさらされる可能性を，これまではほとんど考慮してこなかったのです。事例では「広義の不適切な家庭環境には当たるが，心理的虐待には該当せず，関係機関への通報は行わない」と記載すべきだったのかもしれませんが，それを父親の批判的な眼から見ても耐えうる記載にしようとして，平田先生は何も書けなくなってしまったのです。

事例のその後

　平田先生は自分の不十分な申し送りにより，病棟看護師が「父親からの性被害の可能性もある」と誤認してしまったことを正直に本人・父親へ謝罪し，外泊にも行ってもらいました。入院前のカンファレンスがなかったことも一因と考え，病棟看護師に謝罪し，入院中も退院後も多職種でのカンファレンスを継続的に行いました。その後，祖父が死亡するアクシデントはありましたが，瞳さんは生活保護を受けて無事，病院の近くで単身生活を始めました。うまくやりくりして，月に1度は実家にも帰っているようで，このクリスマスには弟妹たちの手袋を編んでいました。

　一方で，入院中になんの断りもなく急にバイトの面接に行ったり，バイトもやはり長続きしないなど，生育歴の精査や知能検査から，軽度知的障害があると診断しました。父親からは「この子はダメなものはダメとしっかり言ってやらねば本当にわからない子なんです。やってしまったあとで大変なことになったと後悔してしまうので，そこのところを支援者のほうも気をつけてほしい」との要望が寄せられ，家庭内葛藤が強かったのは本人側の要因もかなりあることが後でわかった事例でした。

文　献

1) Siegler, E.L. and Adelman, R. : Copy and paste : A remediable hazard of electronic health records. Am. J. Med., 122 ; 495–496, 2009.

2）Kuhn, T., Basch, P., Barr, M. et al. : Clinical documentation in the 21st century : Executive summary of a policy position paper from the american college of physicians. Ann. Intern. Med., 162 ; 301-303, 2015.

3）工藤直志，山中浩司：医療現場における電子カルテの影響―医師・看護師における仕事の負担問題を中心に―．大阪大学大学院人間科学研究科紀要，35；153-171，2009.

4）Poissant, L., Pereira, J., Tamblyn, R. et al. : The impact of electronic health records on time efficiency of physicians and nurses : A systematic review. J. Am. Med. Inform. Assoc., 12 ; 505-516, 2005.

5）井上有美子：電子カルテのメリットと陥りやすい点―看護記録の本質とは―．精神科看護，34；12-17，2007.

6）岸真司，永野泰之，餅井美愛ほか：病院情報システム利用者に対する患者情報閲覧記録の通知による目的外閲覧の抑止効果．医療情報学，26（2）；113-120，2006.

7）Hobbs, P. : The use of evidentiality in physicians' progress notes. Discourse Studies, 5（4）; 451-478, 2003.

8）古橋エツ子：児童虐待における法的課題―諸外国の比較をふまえて―．京都学園法学，3；395-409，2010.

9）天野寛，藤原奈佳子，宮治眞ほか：診療録開示における倫理的側面を含む意向調査―主として医療職者の側，患者の側，企業職員の側との比較分析―．医療情報学，28（4）；197-211，2008.

10）藤崎和彦：診療情報開示．阿部好文，福本陽平編：診療科目別正しい診療録の書き方．朝倉書店，東京，p.169-174，2004.

多職種連携のいま，これからを学ぶ
モヤっとくんのコラム

アフォーダンスという考え方

　記録は人が使うもの，という固定観念に私たちは囚われがちです。見方を180度変えてこれを「もの」側から考えてみましょう。つまり人が使うものでなく，ものが人へある「行為」を与えるというコンセプトです[1]。電子カルテの媒体であるパーソナルコンピューターで具体的に説明しましょう。パーソナルというだけあってキーボードは普通1人用で，入力する行為を個人に与えます。生態心理学ではこれをキーボードに「1人で入力する」というアフォーダンスがある，と表現します。アフォーダンス（affordance）とは，「環境が動物に提供するもの，用意したり備えたりするもの」を指す造語で，英語の動詞アフォード（afford）は「与える，提供する」などを意味します[2]。

　キーボードを通してつくる各部門記録，フローチャート，サマリ，アセスメントシートなどはすべて**図1**の左図「個人が入力する，閲覧するアフォーダンス」に当たります。これら記録（O）は自職種（P）に1人で入力する行為のほか，閲覧する行為も与えています。他の職種（P）に対しては閲覧する行為のみを与え，基本的には入力する行為は与えません（看護師が診療録を書いたり，書き換えたりしません）。普段は意識していないかもしれませんが，このように「個人が入力する，閲覧するアフォーダンス」の記録物ばかりに囲まれて，私たちは仕事をしています。連携，連携というなら，もっと多職種の対話を促したり，「モヤっと」に対処するアフォーダンスがあってよいのではないでしょうか。

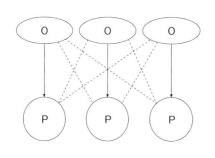
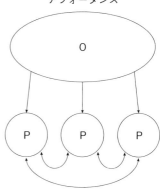

個人が入力する，
閲覧するアフォーダンス

多職種が連携する
アフォーダンス

O：object（各種記録物），P：professional（専門職）
それぞれ ──▶ は入力と閲覧，‥‥‥ は閲覧のみ，◀── は対話を与える

図1　各種記録物と専門職との関係

連携実践を支える記録物

　記録のなかにはその媒体自体が多職種の対話を促す，図1の右図のような
「連携するアフォーダンス」をもっているものもあります。たとえば，ベッドサ
イドやテーブルに置かれたバイタルなどの身体記録は，「1人で」だけでなくラ
ウンドなどで「多職種が」閲覧する，対話するアフォーダンスがあります。た
だ，みんなで入力することは稀かもしれません。ホワイトボードは入力もでき，
図1右図「連携するアフォーダンス」の典型例です。私はカンファレンスでは
これを用意し，最初にその板書，司会，カルテ記録係を決め，最後に図2のよ
うに写真に撮ったものを電子カルテに載せたり，記録として保管したりしてい
ます。専門分野の異なる人が集まるとき，誰もが同じイメージや理解を得るに
は視覚化が特に重要になります[3]。

　こうしてできあがった記録は，その後の臨床実践をより共同的にするという
アフォーダンスももっています。具体的に説明しましょう。**図2**では当該うつ
病患者さんの転倒リスクについて話し合い，その解決策がホワイトボードに記
載されました。そこから今度は看護師が「くつ（図の③）」を履いてもらうよう
促すとか，医師が「心理教育（同⑤）」といった各職種の実践が計画され，その

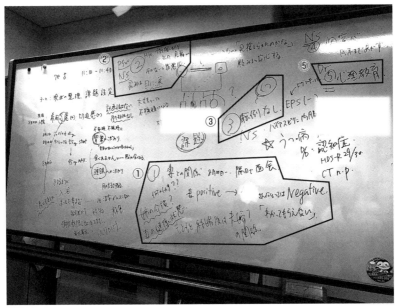

図2　あるカンファレンスで板書したホワイトボード

　記録が電子カルテに残ることで連携実践を促しました。また，解決策の源泉で
あると同時に疑問の源泉にもなっています。たとえば，「妻との関係？」とあら
ためてアセスメントの必要性が強調され，精神保健福祉士と看護師がその役を
担うことが明記されています（同①②）。抜けている情報を補充する，新たな視
点から問題を見直す，それに基づく連携実践をさらに計画するなど，将来の連
携の可能性を多く含む記録物となっています。　　　　　　　　　　（佐野　樹）

文　　献

1 ）Bardram, J.E. and Houben. S. : Collaborative affordances of medical
　　records. Computer Supported Cooperative Work（CSCW）, 27 ; 1–36, 2018.
2 ）佐々木正人：アフォーダンス入門─知性はどこに生まれるか─．講談社，東
　　京，2008.
3 ）Ness, I.J. and Riese, H. : Openness, curiosity and respect : Underlying conditions
　　for developing innovative knowledge and ideas between disciplines. Learning,
　　Culture and Social Interaction, 6 ; 29–39, 2015.

| 第 11 章 |

情報共有における感情の扱い
——緒に入ってくる他職種の動揺やしんどさとどう向き合うか——

上原　優子　　佐野　樹

【事例】 訪問看護への依頼が動揺を引き起こしたケース

　智子さんは32歳。結婚して5年。なかなか子どもに恵まれずつらい時期を過ごしていましたが、ようやく妊娠しました。実母や夫も理解があるなか妊娠経過は順調に進み、無事にかわいい女の子を出産しました。ところが出産後3日目、病棟助産師に「自分の情報が周りに漏れている」と訴えたのです。本人は怖い思いでいっぱいで、本人から連絡をもらった夫も驚きを隠せず、そして妻の悩みを確認したいと病棟に駆けつけてきました。助産師より介入依頼があり、ソーシャルワーカーの岡本さんも同席して、本人より話を聞くことになりました。智子さんは自分のことを写真で撮られたり、ボイスレコーダーに録音されたりして、その情報を誰かが漏らしていると話しました。病棟スタッフがそのような事実はないといくら訂正しても、本人はそのことを確信しており、説明も腑に落ちない様子でした。そこで産科医、夫とも相談して、精神科医による診察を行うこととなりました。

　診察では、自身の身に起こった出来事を不思議だと感じてはいるようでしたが、やはりそれが事実だと思い込んでいました。幻聴も認め、いつもと違うその言動から、夫も妻に精神的異変があると感じたようです。医師

からは「出産後の疲れもあるから，睡眠がしっかりとれるように，今後の経過も見ていきましょう」と説明され，向精神薬も処方されました。でも，智子さんは1日分服用しただけで，「ゆっくり眠れたので，もう大丈夫」「おばあちゃんが薬は産後の肥立ちが悪くなると言っていた」と，その後は勧めても頑として飲みません。幻聴に支配されて独語を言ったり，以前勤めていた会社に「自分の情報を漏らされていて，おかしな薬を飲まされて困っている」と電話をかけたり，行動のまとまりを欠く不安定な状態が続き，個室を用意して夫にも付き添ってもらうことにしました。

　本人の病状から，産科病棟スタッフは精神科病棟への転棟をするものだと考えて，本人の状態を見守り，退院後の育児は，智子さんが主体になるのは難しいとの予測のもと，智子さんの実母に来てもらって，育児指導を開始しました。夫の付き添いが可能となったことから，幻覚妄想は治まってはいませんでしたが，スタッフへの被害的な訴えは少なくなりました。

　また，実母への育児指導の際には，智子さんの状態を見ながら一緒に参加してもらう場面も増やし，その結果，母子の愛着形成は進みつつありました。精神科医と産科医はその状況を見て，母子分離はせずに，いったんはこの状態で地域での生活をしてみようと判断し，産科病棟スタッフが予想もしない産後7日目で退院が決まりました。退院後も智子さんの病状の見守りは最低限必要と考え，岡本さんは急いで医師と相談し，精神科訪問看護の利用に向けて，ある訪問看護ステーションに連絡をとりました。

　訪問看護ステーションの看護師の山田さんに智子さんの経過について伝えると，「これってまだ急性期の状態ということですよね」と動揺の色を隠せません。岡本さんも「ええ，急性期の状態ですね」と返答したものの，山田さんから＜症状は治まっておらず，治療もこれからですよね。もう退院ですか。本当に退院でいいのですか＞という含みが感じられモヤっとしました。確かに幻覚妄想が治まっておらず，薬の内服も継続できない状況で，本人のみならず育児支援もしていかないといけない，と課題のあまりの多さに戸惑うのは当然のことと言えます。訪問看護師に丸投げするつもりはありませんが，十分な精神医療を受けているのかと訝るのは当然

のことのようにも感じて，暗澹たる気持ちになってしまったのです（なお，これは実際の事例をもとに創作した架空のケースです）。

不同意（disagreement）と論争（controversy）

　本章のテーマは「情報共有における感情の扱い」についてですが，最初にはっきりさせておきたいのは，ここでのねらいはそうした相手のモヤモヤした感情を小さくしたり，解消したりするためのお手軽な法則を見つけることではありません。それよりも，「モヤっと」がどこから生じているのかについてきちんと掘り下げること，そしてそれと私たちがどう向き合っていくべきかという「モヤっとへの心構え」について述べていきたいと思います。

　まず，事例のような問題状況に対して，私たちが取り組もうとするときに生じる「モヤっと」を掘り下げていくと，大きく分けて2種類あるとされます[1]。一つは「不同意（disagreement）」で，もう一つは「論争（controversy）」です。事例で具体的に説明しましょう。

　院内の職員は精神科病棟へ転棟するか否かでモヤっとしています。していますが，互いが議論の核心に置いている「患者の状態」「その経過」「入院治療の内容」について同じような枠組みを共有する者同士の間での対立です。「被害的な訴えは少なくなった」「母子の愛着形成は進みつつあった」という一定の証拠が集まるなかで，理性的な話し合いから「この状態で地域での生活をしてみよう」とチーム一同が退院の合意に達しています。このように事実を把握・確認することによって，互いが議論の核心に置いている疑問を解決できるのが「不同意」です。事例に見るように「不同意」は，双方が納得するような証拠を集めて理性的に話すことで済みます。

　それに対して「論争」では，双方が問題状況の異なる事柄を「事実」と捉えたり，たとえ同じ「事実」に着目したとしてもそれに対して異なる解釈を与えたりするために，事実や証拠なるものに訴えることによって，解

決することができません。事例では岡本さんと山田さんの間で起こった「モヤっと」は，異なる枠組みをもつ者同士の間の対立であり，まさしくこの「論争」です。つまり，岡本さん含め病院職員は「被害的な訴えは少なくなった」「母子の愛着形成は進みつつあった」という事実から「この状態で地域生活ができる」と解釈していましたが，山田さんの目には「幻覚妄想が治まっておらず，薬の内服も継続できない」「急性期で入院治療が妥当」と映っていました。

　当然ですが「不同意」よりも「論争」に向き合うほうが難しく，しばしば解決できないまま，互いに感情的なしこりを残しやすくなります。事例でも「暗澹たる気持ちになって」終わっています。特に難しいのは，「ここまでいったら退院で大丈夫」といった枠組みは各々にとって暗黙的であり，疑いもしない認識の前提をつくり出してしまう点です。

　そうしたときには，「退院可能かは病院側が決めるものなのに」と自分たちの枠組みを疑いもせずに相手に押しつけたくなります。でも，ちょっと待ってください。「論争」の場合にはそうした態度で臨んではいけません。連携の現場ではいつもそうやって自己主張の応酬から売り言葉に買い言葉になってしまい，周囲から「噛み合わない組み合わせ」と揶揄されるペアが必ずいます。そうならないためにも事例の岡本さんのように，まず，自分がいま向き合っているのは異なる枠組みをもつ者同士の「論争」であると認識することが大切で，自分たちの暗黙の枠組みを認識することから始めることが必要になります。

「フラストレーションの地雷」を踏まない

　自分と相手の枠組みが違うことに気づけたら次に，山田さんが「モヤっと」している背景を想像してみましょう。

　智子さんのような精神障害のある母親は，しばしば人付き合いが苦手で，支援において一度関係が構築されると訪問看護から他へ引き継ぐのを嫌がること，また，病状増悪と寛解を繰り返し，支援の終了が難しいこ

と，1人で多くの問題を抱えて継続的な支援が必要になること，などが玉城[2]の研究で指摘されています。また，精神科のフォローが必要なケースは，しばしば産後に市区町村保健師から精神科訪問看護へつなぎ，病状が落ち着くと保健師へ再び引き継がれることになっています。しかし，地域によってはまだ定期的に精神障害のある母親と保健師が顔合わせできるシステムが確立していないところもあり，事例の保健師も産後に訪問看護へつないだ後は，場合によっては年に1回の家庭訪問もできない現状がありました。このように支援の中心であるはずの保健師の役割が不明確になると，訪問看護がその役割を担わざるを得ません。継続的なフォローが必要なケースを抱え込んで多忙になって，会議も少ないためにそうした窮状を他機関が知る機会もない背景があるようです[2]。山田さんもこうした背景があって「丸投げされた感」「孤立感」を感じていたのかもしれません。

　もし，これらの背景要因を黙認し，「頑張って」今回の依頼を受けたとしたらどうなるでしょう。きっと，実践レベルでの種々の制約を前に，山田さんは専門職として望ましい行為をとりたくてもとりがたいフラストレーションにたびたび悩まされるはずです[3]。本当は母親として普通で当たり前の生活を智子さんの権利として保障してあげたい。一方で，社会における当たり前や普通という価値規範が，多かれ少なかれ精神障害者を排除して成り立っており，いまの智子さんの支援状況では「望む生活」の実現は難しい。そのことに気づいても1人では何ともできないという挫折感，そして孤立感。こういうときに保健師がいれば……。そもそも病院と気軽に相談できる関係があれば……。前述のような背景のなかで「頑張って」は「1人で無理をする」ことでもあり，こうしたフラストレーションを溜め込んだ「頑張る医療者」に，ソーシャルワーカーとして「このケースもお願いね！」と気安く頼んだらどうなるでしょうか。知らぬ間に相手の地雷を踏んでしまうことでしょう。

　「フラストレーションの地雷」は踏まないことが肝心です。私たちの勉強会では，建て前上「頑張る医療者」であろうとして，さもフラストレーションがないかのように振る舞う人も結構いて，そうした人に「大変な人

をお願いして，すいませんね」と労いめいたことを述べると「大変なんて思ってないわよ！」と怒りを顕わにされ地雷を踏むことになる，という意見もありました。自分の「弱さ」を晒すことは，頑張る医療者は苦手なのかもしれませんし，医療者（特に医師）はそう教育されてきているのだと主張する研究者もいます[4, 5]。

動揺やしんどさをそもそも扱うべきなのか

　では，「論争」において，連携する相手の「戸惑い」「しんどさ」などの感情を察知したとき，かつ相手もそのフラストレーションに自覚的でありそうなとき，私たちはそれにどのように向き合えばよいのでしょうか。本稿ではアドラー心理学をもとに，連携する相手からの「しんどさ」「大変さ」をどう扱うかについて紐解いてみたいと思います。アドラー心理学は，オーストラリアの精神科医 Adler（1870-1937）によって創設されました。そこでは，「人生のあらゆる問題は，人間関係の問題」と考える立場を取っています。これは「個人」ではなく，その相互作用である「関係性」に解決の糸口を見出そうとするスタンスです。

　Adler は何らかの問題に直面したとき，それが誰の問題なのかを考え，その問題がもたらす結果を最終的に引き受けるのが自分でないとしたら，それを切り分けて踏み込まない，「課題の分離」が大切であると述べています[6]。智子さんの事例では岡本さんは，自分の立場から見た支援がうまくいくように働きかけたいと考えるのは，当然のことかもしれませんが，山田さんもまた同様に自分の立場が保障されるよう，必要以上に無理なことはしたくないと考えているので，思ったように事が進んでいません。でも，アドラー心理学ではここで，熟慮の末にその訪問看護ステーションに依頼したのであれば，相手が動揺しようが，しんどそうであろうが，あなたが気にする必要はないと考えます。もちろん「退院が可能かを判断」し，「適切な支援機関に仕事を依頼」するのは，病院側の課題ですが，その依頼によって相手が受けるか受けないか，平静か動揺するかはあなたの

課題ではないという立場です。

　医療現場では「これは，そちらでしてもらわないと」とか「これは当院では難しいので，考え直してほしい」などなど，折衝する場面がたくさんあり，あまりうまくいかないと，つい愚痴りたくなることがあります。そういった多職種連携における，相手のしんどさや思うようにいかないフラストレーションを感じて，なんとかしてあげたくなるのは援助職の特性（サガ）かもしれません。でも，あまりにそれが行き過ぎてしまうと，なんでも自分で抱え込んでしまって，結果としては互いに身動きがとれなくなることになりかねません。言い換えれば，「和をもって貴しとなす」ことは必ずしも患者さんのためにはならないということです[7]。

　特に人は困難に直面したとき，2通りの反応のいずれかを無自覚に選ぶといいます[6]。一つ目は，困難に立ち向かい乗り越えようと努力すること。そして，二つ目は，できない言い訳を見つけて，課題から逃げ出そうとすることです。たとえ相手がしんどそうに見えたとしても，二つ目のほうには決して付き合ってはいけません。

支援の姿勢と学び合い

　このように「課題の分離」をする一方，「支援の姿勢」はしっかりと打ち出します。つまり，単に相手と一線を引くのではなく，相手の領域と自分の領域を区別して考えながらも，今できる支援を頭において，求められた支援のうち自分の課題と思う部分にはいつでも応える「支援の姿勢」を示します。この両輪がそろってこそ，連携がうまくいっているとお互いが感じられるのだと思います。なお，この姿勢を示す場合には事前告知が鉄則です。連携相手に何も言わずにこちらが「支援の姿勢」と決め込んでも，相手は戸惑うばかりでしょう。さらに訪問看護ステーションと病院をあわせて一つ，母子のための地域包括システムと考えれば，ただ支援し合うだけでなく，ケアの質を改善するために同じシステムでともに学び，お互いから学び合い，お互いを高め合う「仲間」と捉えることもできます。

アドラー心理学を人材育成の観点で活用している小倉[6]は，支援の姿勢を示しつつ，そのうえでゴールの共有から始めるとよいと言います。WHAT すなわち「何を」成し遂げるのかというゴール設定，目標設定を一緒に行います。その際に，こちらがゴールを押しつけないことが大切で，できれば相手が主体的に設定するよう問いかけます。次にそのゴールを達成するための手段を設定します。HOW すなわち「どのように」成し遂げるのかを自分で考えてもらいます。このように基本形は，WHAT（何を）は一緒に設定するものの，HOW（どのように）は相手に委ねるというものです。そうして「ホワイトスペース」（余白）をつくり出します。ホワイトスペースができると，相手はそれを埋めようと考え，自発的に行動を起こし始めます。人材育成の要諦はこのような「ホワイトスペース」をつくり「支援の姿勢」を貫くことであると小倉[6]は主張しています。

【事例のその後】

　不安感や困難感をもちながらも，智子さんにどのような看護がしたいのか，そのためにどのような情報がほしいのか，岡本さんは山田さんに問いかけました。また困難を感じたときには，病院としてもスムーズに対応するという「支援の姿勢」を伝えました。結果，訪問看護の支援をスタートさせることができ，智子さんの地域生活や子育て支援を念頭に置いたケアがうまくまわり出しました。

文　献
1）Schön, D.A. and Rein, M. : Frame Reflection : Toward the Resolution of Intractable Policy Controversies. Basic Books, New York, 1994.
2）玉城三枝子：精神障害のある母の場合の保健・医療・福祉の連携の現状―多職種のインタビューを通して―．沖縄の小児保健，43；11-18，2016.
3）樽井康彦：ソーシャルワーカーとジレンマ．空閑浩人編：ソーシャルワーカー論―「かかわり続ける専門職」のアイデンティティ―．ミネルヴァ書房，京都，p.148-171，2012.
4）Smith, A.C. and Kleinman, S. : Managing emotions in medical school : Students'

contacts with the living and the dead. Soc. Psychol. Q., 52 (1)；56–69, 1989.
5 ）McNaughton, N.：Discourse (s) of emotion within medical education：The ever–present absence. Med. Educ., 47；71–79, 2013.
6 ）小倉広：アドラーに学ぶ部下育成の心理学．日経 BP 社，東京，2014.
7 ）Dadich, A. and Olson, R.E.：How and why emotions matter in interprofessional healthcare. Int. J. Work Organ. Emot., 8 (1)；59–79, 2017.

多職種連携のいま，これからを学ぶ
モヤっとくんのコラム

「日本的」コミュニケーションの難しさ

　意識していないかもしれませんが，私たちは普段，互いにできるだけ「感情的なしこり」を残さないよう，コミュニケーションスキルを駆使しています。ビジネスコミュニケーションにおける文化の違いを可視化した「カルチャーマップ」で有名な Meyer[1] によると，調査を行った国のなかで日本人が否定的なフィードバックを最も遠回しに行い，見解の相違があるときに対立を回避する傾向も強かったと結論しています。

　例えば本章の事例では山田さんが「これってまだ急性期の状態ということですよね」というように，「質問」「確認」という発話を用いて退院への再考を促しています。この一言には依頼への戸惑いやそれを受けることへのしんどさが凝縮されています。ソーシャルワーカーも敏感にそれを察知し，＜症状は治まっておらず，治療もこれからですよね。もう退院ですか。本当に退院でいいのですか＞という「含み」を読み取っています。このように日本人のコミュニケーションはネガティブなフィードバックに関して特に遠回しで，物事をはっきり言わず，それでいて相手にその「含み」を読み取るよう期待します。

　また，対立回避で特に象徴的だと私が思うのは「謝罪」です。日本人は，相手の気分をできるだけ害さないよう，意見がぶつかっても大事にせずに内々でなるべく丸くおさめられるよう，頻繁に謝ります。訪問看護ステーションに連絡をしたときも，いきなり本題に入るのではなく，「突然のお電話ですいません」

とか，「お忙しいところ申し訳ありません」とか，依頼の前にすでに謝っているはずです。いわゆるクッション言葉ですね。さらに依頼するときにも「不躾なお願いで大変申し訳ないのですが」とか，「こんな大変なケースをお願いすることになってしまいすいませんが」と言うはずです。もし，依頼を受けていただけたときには「本当にすいません。助かります」と，謝罪には余念がありません。これは例えばアメリカではあり得ないことで，「アイ・アム・ソーリー」と言ったとたん自分の過失を認めることになると考えるようです。しばしば法廷で徹底的に争うためか，自分に非があるかもしれないと思ってもアメリカ人はそう簡単には謝りません。

　それだけ日本では円滑なコミュニケーションを重視しているとも言えます。斎藤は KY，非コミュ，コミュ障，ぼっちなどの言葉を例に挙げ，このコミュニケーション偏重主義は近年，ますます強まっていると述べています[2]。かつて人に対する「承認」は，能力，才能，成績，経済力，親の地位や家柄など，ある程度客観的な評価軸のうえで成立していましたが，現代の「承認」は，そうした客観的基準の価値ははるかに後退し，いわば「間主観的」な「コミュ力」に一元化されつつあるのではないかというのです。そのため，ツッコミやいじりなどを通じて，「キャラの相互承認」に終始する，予定調和で摩擦の少ない「優しい関係」を目指すことが多くなります。そこには「お前こういうキャラだろ」というメッセージを再帰的に確認し合う「毛繕い的コミュニケーション」が見られるとしています。私自身，事例のような依頼場面で，ある職員が「いじられキャラ」とみなしている依頼先に対し，「でも，あなた，そうは言ってもこういう大変なケース，意外と好きなほうでしょう？」といじる行為を目にしたことがあります。いじられたほうも「わかる～？」とボケて応えます。

　そして，極めつけは「大変な人をお願いして，すいませんね」という労いのコミュニケーションもコンテキスト（文脈・背景）によって，フラストレーションの地雷を踏むことになったり，逆に相手との人間関係を深めることになったりすることです[1]。たとえば，日本人は何度も会うことを繰り返して，少しずつ相手との心理的距離を縮めていくことを「よし」とするので，関係が浅いときに急に距離をつめて相手の感情的問題を扱うことはしばしば「無礼」とみなされてしまいます。しかし，関係が浅くてもオフ会やお酒の席ではこれが許さ

れたり，むしろそれがきっかけで仲良くなったりもします。ウチ，ソトの人と，人間関係の距離感がはっきり分かれているのも特徴で，ソトの人には丁寧語で感情を交えずにビジネスライクで話すのが基本ですが，一度親しくなってウチに入ると，他では見せない感情を吐露したり，いわゆる「甘え」が許されたりします[3]。本章の事例を勉強会で話し合った折には，専門職うんぬんとか，アドラー心理学以前に，そうした「日本的」コミュニケーションの難しさも実はかなり影響しているという意見もありました。

文　　献

1 ）Meyer, E. : The Culture Map : Breaking Through the Invisible Boundaries of Global Business. Public Affairs, New York, 2014.（田岡恵監修，樋口武志訳：異文化理解力─相手と自分の真意がわかるビジネスパーソン必須の教養─．英治出版，東京，2015.）
2 ）斎藤環：承認をめぐる病．日本評論社，東京，2013.
3 ）牧野成一：ウチとソトの言語文化学─文法を文化で切る─．アルク，大阪，1996.

第|12|章

組織内の連携をどう進めるか
―モヤっとする問題におけるリーダーシップ―

佐野　樹

【事例】連携を進めたい水口医師

「一生懸命やっていたけど，当時の私にはどうにもなりませんでした」
と振り返る水口医師は，自分の裁量内で多職種との連携を心がけてはいま
したが，それが大学病院全体としてはごく小さな変化に過ぎないことに，
失望の色を隠せずにいました。

　水口医師は，学生のときに多職種連携の大切さについて学びました。
特に地域医療の現場では患者，家族を含め医師，訪問看護師，ケアマネ
ジャー，ヘルパー，民生委員など，気心の知れた多職種が継続的にチーム
として関わり，複雑な問題へ包括的にアプローチしていました。高齢者や
慢性疾患も多く，対応する問題も経済的な課題や家族関係のように，医療
の枠に留まらない支援が必要という事情もありました。

　その思いを胸に，医師として赴任した大学病院では多職種連携を進める
活動に加わりたいと思っていました。かねてから，病院では部署がたくさ
んあるのに，意外と横のつながりが薄いと感じていたからです。そんな矢
先，病院長から全部署全職員を対象とした研修をしてみないかと誘われ，
水口医師はその話に飛びつきました。

　手探りで始めた研修でしたが，病院長の後援もあって，院内では入院時の多職種カンファレンスを開く機運が高まりました。しかし，ほかの医師からは「そんな時間は取れない」との反対意見が出され，当の水口医師も指導医から「連携，連携でなくて，まずは自分の専門分野を学びなさい」と釘を刺されてしまいました。このままでは「自分 vs 医局」という構図になってしまうと考えた水口医師は，いったん研修委員を退き，機が熟すまで待つことにしました。その後，医局内では「とりあえず重症患者のみで開催するよう努力する」という取り決めで一定の合意に至りましたが，研修はしても現場の連携はなかなか進まないとの評価がささやかれ，中止となってしまいました（なお，これは実際の事例をもとに創作した架空のケースです）。

連携によって失うものがある

　　人は変化それ自体に抵抗するのではない。本質的には，人は何かを
　　失うことに対して抵抗するのだ。

　　　　　　　　　　　　　　　　　　　　──ハイフェッツ・リンスキー[1]

　現場で働いた経験がある人であれば，今日中にやらなければいけない仕事が目の前に山積しているなか，連携に時間を割くことがどれだけ大変なことかご存知でしょう。実際，連携をどれほど優先するかは職種によっても異なります[2]。別の科へのコンサルトを思い浮かべる医師もいるなど，その意味するところも人により微妙に違います[3]。連携のように価値観，信念，生活に深く根ざした習慣を問い直そうとすれば，十中八九，事例のような周囲からの反発にあいます。輝かしい未来が待っていると，いかに熱意をもって伝えようとも，人はそれによって失うもののほうに目を向けるからです。

　連携を進めることについて唯一の正解があるならこんな苦労はしません。第1章で見てきたように，実際のところ臨床現場のなかには，解き方

表 1　技術的な問題と適応を要する問題との違い（文献[1] を参考に筆者作成）

	技術的な問題 （単純な問題）	適応を要する問題 （複雑な問題）
なすべき仕事は？	既存の知識を適用する	新たな方法を学ぶ
仕事をすべきは誰？	上に立つ人 権威や専門性をもつ人	問題を抱える人たち自身
その人の役割は？	やりかたの追求 （DOING）	ありかたの追求 （BEING）
必要とされる活動は？	マネジメント	リーダーシップ
具体的に どのような活動か？	目標を設定する 役割と責任を明確にする	全体像をつかむ 政治的に考える 当事者に作業を投げ返す 攻撃を受けても踏みとどまる 衝突を指揮する
モヤっとは どう位置づけられる？	解決の妨げであり， 回避すべきもの	緊張感や創造性の源泉であり， 向き合うべきもの

がすでにわかっている問題もありますし，むしろ私たちはそうした解決の仕方に慣れきっています。精神科医である Heifetz はこれを「技術的な問題」と呼びました（**表1**）[1]。一方で，いくらその道の権威や専門家であっても，既存の知識を適用するだけでは解決できない問題もあります。こうした「適応を要する問題」には，それを抱える人自身がそれぞれの現場で対応し，新たに学んだことに基づいて対応を修正することを繰り返さなければなりません。

リーダーシップには危険がいっぱい

　私たちがモヤっとするのは適応を要する問題です。この種の問題に対して，私たちはどのように向き合い，周囲に変化をもたらしていけばよいのでしょうか。Heifetz は適応を要する問題に取り組むリーダーシップをアダプティブ・リーダーシップと名づけ，「未解決の問題を表面化させ，長

きにわたる慣習に挑戦し，人々に新しいやり方を要求する。脅威にさらされた人々は，変化を要求する人間に攻撃の狙いを定める。その結果リーダーは，個人的にも職業的にも傷つくことになる」として，その活動には危険が伴うと述べています[1]。普通，リーダーシップというと他者を感化する華やかさが意識されがちですが，そのために汗と涙を流す暗部があることをあえて強調したのです。

　実際にリーダーが遭う危険とはどんなものでしょうか。たとえば水口医師が孤立したように脇に追いやられる。また，専門分野を学べというように別のことに注意をそらされる。みんなが共謀して当事者を忙しくさせる場合もあります。「医局のお荷物」なんてレッテルを貼られたり，空気が読めない人と個人攻撃されるかもしれません。Heifetz によれば，もっと巧妙に「誘惑する」というやり方もあります[1]。「あなたは特別だ」などと持ち上げて委員や担当に抜擢することで，問題を病院でなく個人が取り組むべきことにすり替え，生け贄として仕立てるわけです。そう考えると事例の病院長は水口医師の協力者だったように見えますが，そう言い切れるのでしょうか。

【事例の続き】

　その後，水口医師は連携に悩む多施設多職種の人たちと有志のグループをつくり，勉強会を定期的に開催して，その成果を学会やワークショップで発信するようになりました。参加者からの話で，病院によっては入院時に医師が患者さんと病棟に来て短時間のカンファレンスを済ませるなど，連携におけるルールやマナーが違うことも学びました。病院というダンスフロアから一歩出て，全体像を見渡せるバルコニー席に上がることで，「そこではいったい何が起こっているのか」が徐々に理解できるようになったのです。

　さらに，今回の一件の背後にあった院内外の力学や自分が問題の一部であった事実も見えてきました。当時の水口医師は新米で，多職種連携教育

の知識も実績も乏しく，信用も役職もありませんでした。また，そのとき
の診療部長は，年配の医師が多いなか医局員の健康を第一に考えており，
カンファレンスの一斉導入によって医師の負担が急激に増えることを懸念
していました。個人的には段階的，限定的な導入から始め，無理のない
ペースをつくるべきだという意見であった一方で，医局内には家庭や研究
に重きを置く医師もおり，その配慮にも頭を悩ませていました。そこで，
「とりあえず重症患者のみで開催するよう努力する」として，高まり過ぎ
た熱気を抑える方向で苦心したことも知りました。

　また，水口医師は，現場で打ち拉がれた気分を元に戻してくれ，「そも
そもなぜ，自分は連携を進めるのか」を思い出させてくれるサポーターを
勉強会のなかで得ることができました。そして，連携について悩む院内の
職員に勉強会やワークショップに問題を持ち込んでもらい，そこで職員の
問題解決を支援することで協力者を増やしてみるよう助言をもらいまし
た。研修委員が問題を引き受けて頭を悩ますのではなく，当事者に作業を
投げ返すようにしたのです。委員を退いて 5 年が経った頃，入院時カン
ファレンスは当たり前のように開かれるようになりました。

リーダーシップを発揮する

　このように適応を要する問題は解決までに時間を要します。長期にわた
る小さな積み重ねから望んでいた変化が生まれるのです。この事例の水口
医師の取り組みから，そうした積み重ねに必要なリーダーシップのコツを
考えてみたいと思います（表 1）[1]。

　まずは全体像をつかみます。リーダーシップを発揮するには自分の存在
や行動によって周囲に何が起きるのか，できればその出来事が起こってい
る最中に知る力が必要です。ダンスフロアに出たり入ったりしながら，ダ
ンスを踊り，人々の反応を観察し，そして，またバルコニー席に上がっ
て，自分と人々の立ち位置を確認します。

　次に，政治的に考える，つまり協力者やサポーターを見つけます。診療

部長のように中立的な立場を保っている人たちとのつながりも重要です。しかし，一番大切なのは反対意見をもつ人たちです。彼らがなぜそのような行動をとるのか，動機やその背景をその人たちの文脈で理解します。事例でいえば連携を進めることによって家庭や研究へあてる時間が減ることが，それを大切にしている医局員にとってどれほど苦痛かを想像します。失うものが最も大きくなる可能性が高い人に，最も多くの思いやりをもつ必要がありましたが，水口医師はその配慮にやや欠けていたようです。

　第三に，当事者に作業を投げ返します。自分が抱えていると，自分が問題そのものになったり，「あなたの」問題とみなされてしまいます。連携が進まないのは研修がうまくいっていないからだ，うまくいっていないのは研修委員のせいだ，となりやすいのです。特に医師のように仕事を任される役割に慣れていると，「連携とはその影響を一番大きく受ける人が取り組むべきものである」という大前提を忘れがちになります。自分自身を問題から切り離し，一歩引く勇気をもち，当事者が最善の解決策を見つけられるよう導く必要があります。

　攻撃を受けても踏みとどまるのも大切です。「自分は理解されない」と思い込み，病院を離れてしまっては互いに傷ついて終わるだけです。しっかりと踏みとどまることによって，機が熟するまでの時間を得られます。踏みとどまることができれば，事例のように無理のないペースをつくることもできます。その間に周囲が再び問題に目を向けられるよう，人々がどの立場にいて，どのようなことに関心をもっているのかを見極めることもできるでしょう。

「モヤっと」を調整する

　そして衝突を指揮する，つまり，個人間のモヤっとを受け入れられる範囲に調整することが必要です。事例のように現状を変えようとするとだいたい何らかの対立を招いたり，隠れた衝突が表に出たりして場がモヤモヤしてきます。それは変化の一部であって，避けられない副反応です。です

表 2　熱気のコントロールの仕方[1)]

温度を上げる

①困難な問題に注意を向けさせる。
②快適に感じるレベルを超えた重い責任を人に負わせる。
③対立を表面化させる。
④変革を求める人間や型破りな人間を守り，支援する。

温度を下げる

①問題の技術的な側面に取り組む。
②問題を小さく切り分け，時間設定や意思決定のルール，役割
　分担を明確にし，問題解決へ向けた仕組みをつくり上げる。
③困難な問題に対する責任を一時的に相手から取り戻し，自分
　で引き受ける。
④適応へ向けた作業を回避する仕組みを利用する。
⑤既存の規範や期待を問い直すプロセスを遅らせる。

が，個人間の衝突も強すぎると有害になるのは個人内の「モヤっと」と同じです。Heifetz はこれをエンジンの熱に例えています。

　車を運転するとき，どうしてもエンジンからの発熱は避けられないので，調整して良好な温度範囲内に抑えなければならない。運転の目的はエンジンの発熱ではなく，どこかへの移動である。だが，エンジンの温度も時々チェックし，冷却システムが正常に機能していることを確認しなければならない[4)]。

　忘れてならないのは，水口医師の事例で見るように連携に関する変化を起こそうとすると，組織はほぼ確実に，そして反射的に熱気を抑える方向に反応することです。たとえ，診療部長のように個人的には連携を進めることが賛成であったとしても，です。あなたが**表 2**「温度を上げる」行動のいずれかをとったすぐ後に，上司や部門長に「温度を下げる」行動が見られたら，それは攻撃でなくまずは反射と捉えましょう。

協力者を得るために

　病院で連携をリードするとき，政治的に考えるにしても１人でできることは限られています。やはり，長い旅路を一緒に進んでくれる協力者が必要です。とはいえ水口医師が悩んだように，人に与える影響力は自分の裁量内であったり，せいぜい内輪で気心の知れた職員まででしょう。

　社会学者の宮台によれば，あまつさえ現代は共通の価値観なんてない時代になっており，私たちはその小集団でのみ通じる言葉，行動空間，知識などをもつ「内輪の関係」でしかコミュニケーションを望まなくなってきているとして，この状況を「島宇宙化」と呼んでいます[5]。人々がそれぞれの狭い島宇宙のなかで暮らす時代では，ただ待っていても協力者が増えることはまずありえません。互いに全くの無関心であるか，せいぜい「異人種」「変な奴ら」にしか見えないでしょう。同職種／部門意識，個人主義，保守主義などの強い病院ではこの「島宇宙化」が特に進んでいるように見えます[6]。

　では，逆にあなたが島宇宙を出て，誰かに協力したいと思うときはどんなときでしょうか。事例を通して，連携が楽しいとか，それで患者さんがよくなっていくのがわかるとか，そういうワクワク感や期待感が現実のものとして実感できるときではないでしょうか[7, 8]。そうして実感してはじめて，連携が不十分な状況では「物足らなさ」を感じることができ，あなたの協力者となる準備が整うのです。人は感情的な生き物です。単に「モヤっと」の対処を教えるだけではダメです。連携が必要だと説得するだけでも不十分です。迷ったときは頭でなく心で，「どっちが正しいか」でなく「どっちが楽しいか」で人は決めるものなのです[7, 8]。

文　　献

１）Heifetz, R.A. and Linsky, M. : Leadership on the line : Staying alive through the dangers of leading, Harvard Business School Press, Boston, Mass, 2002.（竹中平蔵監訳：危機を乗り越える技術─最前線のリーダーシップ─．ファーストプレス，東京，2007.）

2) House, S. and Hbvens, D. : Nurses' and physicians' perceptions of nurse-physician collaboration : A systematic review. J. Nurs. Adm., 47 ; 165–171, 2017.

3) Reeves, S. and Lewin, S. : Interprofessional collaboration in the hospital : Strategies and meanings. J. Health Serv. Res. Policy, 9 ; 218–225, 2004.

4) Heifetz, R.A., Grashow, A. and Linsky, M. : The Practice of Adaptive Leadership : Tools and Tactics for Changing Your Organization and the World. Harvard Business Press, Boston, Massachusetts, 2009.（水上雅人訳：最難関のリーダーシップ—変革をやり遂げる意思とスキル—. 英治出版，東京，2017.）

5) 宮台真司：制服少女たちの選択. 講談社，東京，1994.

6) Bate, P. : Changing the culture of a hospital : From hierarchy to networked community. Public Adm., 78（3）; 485–512, 2000.

7) Axelsson, S.B. and Axelsson, R. : From territoriality to altruism in interprofessional collaboration and leadership. J. Interprof. Care, 23（4）; 320–330, 2009.

8) 鎌田華乃子：コミュニティ・オーガナイジング. 英治出版，東京，2020.

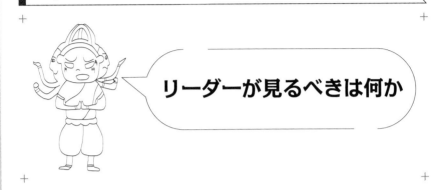

多職種連携のいま，これからを学ぶ
モヤっとくんのコラム

リーダーが見るべきは何か

　私たちが適応を要する問題を前にリーダーシップを発揮しようとするとき，バルコニー席に上がって，ダンスフロアがどうなったのかを確認するといっても，ただ全体をぼんやりと眺めていても何も見えてきません。機が熟し，自分が持ち合わせている特性を活かして，介入が必要だと判断するには，そもそも対象が見えていないといけません。その対象とはなんでしょうか。関係者でしょうか。それとも問題でしょうか。

　忘れてならないのは複雑な問題の場合，問題自体の把握が難しく，コロコロと変化するので，なかなか捉えようとしても捉えきれないことです。また，解決のための一手がさらなる問題を引き起こします。誰かが何かをすると反射的に「余分なことするなよ」とか「私の仕事増やすなよ」という反応が別の職種・部署で生まれ，互いにギスギスした状態になってしまうため，リーダーは問題そのものだけでなく，そうした関係者同士（もちろん自分も含め）の相互作用を視界に収めておく必要があります。

　なお，関係者とは問題に関わるすべての人であるべきです。病院は一般企業とは違って，現場の一人ひとりが日々の意思決定に大きな影響力をもっていると指摘されています[1]。つまり，患者さんとのやりとりで困ったときにいちいち院長や事務長に判断を委ねません。ゆえに「あの人は決定権がないからいいわ」というわけにはいかず，医療でのリーダーが視界に収めるべきは理想的には問

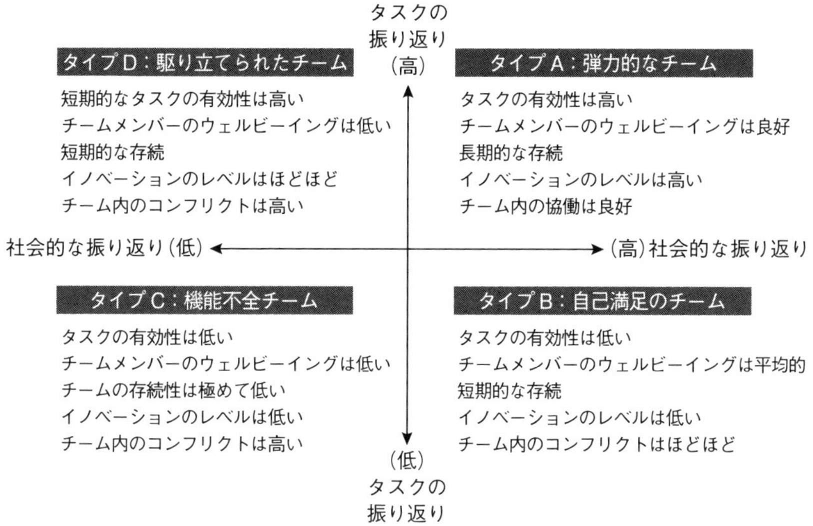

図1　チームの4つのタイプ[2]

題に関わる関係者とその相互作用すべて，となります[1]。

問題と人間関係の2つを見る

　West はリーダーが見るべき対象を問題と人間関係の2つに分けています[2]。問題（タスク）についての振り返り，つまり進む方向を見失わないよう目標を確認し合ったり，問題への対応の仕方をお互いに見直すようリーダーが促すと，「駆り立てられたチーム」となっていきます。しかし，同時に人間関係についての振り返りがなされないと，互いの関係はギスギスしやすく，この種のチームは短期間しか存続できません。

　逆に社会的な（人間関係の）振り返り，つまり，お互いに配慮したり，「モヤっと」に対応することを重視して，問題の振り返りを疎かにすると，馴れ合いだけの「自己満足のチーム」になります。異論を挟むことが失礼とみなされる日本文化では，チーム内の「モヤっと」を低く抑えられるこの種のチームが一番多いのではないかと言う人もいます[3]。

未来を見る

　自己満足のチームを弾力的なチームに成長させるには，リーダーは関係者が聞きたいことではなく，聞かなければならないことを口にしなければいけません。本章で見たように耳障りな情報を伝え，みんながあえて口にしないような「問い」を突きつけ（ただし，あくまで「問いかけ」が大事で「問い詰め」になってはいけない），それでいて無視されたり，排斥されたりされることなく，複雑な問題を真摯に受け止め，振り返ることができるよう関係者を導くことこそ，リーダーに求められる力です[4-6]。

　さらに，その困難な変化の道のりで最初から最後まで勢いを保つためには，いまの苦悩が無駄にはならないと関係者に思わせるだけの展望を示す必要があります。変化を進めていくときには，自分がモヤっとの避雷針となって攻撃を受けてしまわないよう，未来を具体的に示し，関係者に何のために頑張っているのかを思い出させることが重要になるといわれています[4]。もちろんそのためには，まずリーダー自身が具体的な未来を描く必要があるでしょうし[7]，それを周囲にうまく理解してもらうための心を動かすストーリーも必要になると指摘されています[8]。
　　　　　　　　　　　　　　　　　　　　　　　　　　　　　（佐野　樹）

文　献

1）Saxena, A., Meschino, D., Hazelton. L. et al. : Power and physician leadership. BMJ Leader, 0 ; 1-7, 2019.
2）West, M. : Effective teamwork : Practical lessons from organizational research, 3rd ed. Blackwell, Oxford, 2012.（高橋美保訳：チームワークの心理学─エビデンスに基づいた実践へのヒント─. 東京大学出版会，東京，2014.）
3）瀧本哲史：君にともだちはいらない. 講談社，東京，2013.
4）Heifetz, R.A. and Linsky, M. : Leadership on the line : Staying alive through the dangers of leading, Harvard Business School Press, Boston, Mass, 2002.（竹中平蔵監訳：危機を乗り越える技術─最前線のリーダーシップ─. ファーストプレス，東京，2007.）
5）ティツィアナ・カシアロ，エイミー C. エドモンドソン，スジン・ジャン（スコフィールド素子訳）：水平方向の関係性がイノベーションにつながる─組織の境界を超え協働を促すリーダーシップ─. Harvard Business Review, 44 (7) ; 90-101, 2019.

6) Schein, E.H. : Humble Inquiry : The Gentle Art of Asking Instead of Telling. Berrett-Koehler Publishers, Inc., San Francisco, 2013.（金井壽宏監修，原賀真紀子訳：問いかける技術─確かな人間関係と優れた組織をつくる─．英治出版，東京，2014.）

7) Çınar, F. and Kaban, A. : Conflict Management and Visionary Leadership : An Application in Hospital Organizations. Procedia-Social and Behavioral Sciences, 58 ; 197-206, 2012.

8) Simmons, A. : The Story Factor : Inspiration, Influence, and Persuasion Through the Art of Storytelling. Perseus Books, New York, 2001.（池村千秋訳：プロフェッショナルは「ストーリー」で伝える．海と月社，東京，2012.）

第|13|章

モヤっと＝トラブル？
―モヤっとの本当の意味―

佐野　樹

【事例】歩けないという主訴で初診した松井さん

　松井さんは 67 歳の男性で元裁判官です。定年退職後は飲酒量が増え，昼夜問わず飲酒するようになりました。うまく歩けずイライラして妻に当たったり，もう死にたいと言うようになったため，妻が説得して病院を初診しました。酒のせいか，妻が浮気している，誰かが家に入って来るなどと神経質になることもあるといいます。精神科医である船木先生はアルコール依存症にて自宅療養が困難と判断し，断酒教育も兼ねて入院を勧めました。

　入院後のリハビリテーションで，なんとか杖歩行ができるようになり，松井さんは趣味部屋のある自宅 2 階での生活を希望しました。しかし，断酒後も振戦，小刻み歩行などのパーキンソン症状，抑うつ，幻視，被害妄想，認知機能の変動があり，船木先生はレビー小体型認知症を疑いました。この認知症は，進行性の病気で予防法もありません。物忘れは目立ちませんが，リハビリをしても徐々に歩けなくなることが多いようです。特に転倒，骨折，肺炎などを機に，ほかの認知症と比べて早くに亡くなられる方も多く，ときには厳しい決断も必要になります。

　船木先生は本人に伝えるか否か，迷いました。倫理原則によると，患者の自律性（知る権利）を尊重せよ，とあります。しかし，伝えればそれが本人を著しく傷つけるかもしれません。無危害原則に反します。松井さんは「断酒後，体は徐々に回復してくる」という船木先生の言葉を信じて熱心にリハビリテーションに励んでいます。船木先生はそんな松井さんを見るのが次第につらくなってきました。そこで他職種の意見を聞くことにしました。

　まず看護師の福井さんに意見を聞くと「なんで告知しないんですか。今は本人に伝える時代ですよ」と言います。たしかに告知すれば，認知症と向き合い，今しかできないことをする「残された」時間を作れるかもしれません。「入院中であれば，看護でしっかりフォローもしますよ」という言葉に船木先生はとても勇気づけられました。

　作業療法士の浦田さんも「重大な病がわかったら知っておきたい」と松井さんは希望していたので告知したほうがいいという意見でした。しかし，担当看護師の倉田さんはちょっと違いました。告知後も共に生きるのは奥さんなのでその意見も尊重すべきだと言いました。倉田さんによると妻も本人同様，重大な病は知りたいが，「その場合，主人には伝えてほしくない。なぜならずっと苦しむから」と言っているというのです。以前，胃癌を患ったときに医師から5年生存率8割など細かく説明があったようですが，それ以降，「自分は残りの2割だ」「1年経ってしまった。死ぬまであと4年しかない」と指折り数えていて，妻はもう二度と松井さんにそんなつらい思いはさせたくないというのです。もとから神経質な性格だったそうですが，うつ状態があるためか，松井さんには悪いほうへ悪いほうへ考える傾向がいまもありそうです。

　まず妻に告知すべきという他職種は他にもいました。日本での研究によれば，癌のような重い病が見つかった場合，80％の医師，70％の患者が「まず家族に伝え，患者へ告知するか意見を聞くべき」と思っています。「家族が告知すべきでないと言った場合でも，患者には告知すべき」という意見をもつ医師は10％，患者で20％しかありません。しかし，これは

癌などの病の研究で，しかも10年も前の調査でした。

　困った船木先生は，ガイドラインはないかと探したところ，数年前に発刊された「認知症の人との医療選択と意思決定支援のガイド」を見つけました[1]。それによれば松井さんの医療同意能力は「ある」と「ない」の中間，いわゆるグレーゾーンでした。詳細な評価法も載っていましたが，「ご自分の認知症についてお答えください」などとズバリ質問して患者さんの反応を評価するもので，残念ながら松井さんには使いにくそうでした（なお，これは実際の事例をもとに創作した架空のケースです）。

モヤっと＝トラブル？

　この事例ではまず，認知症を疑った船木先生がそれを知らない周囲の人たちとの間で思いのすれ違いを自覚しています。特に松井さんにその見立てを伝えるか否かで「モヤっと」しています。当初，船木先生には「告知は医師の仕事」のように思えて，1人でモヤモヤしながら悩んでいました。その後，この問題を医師だけの悩みごとに留めるのをやめ，周囲にそれを共に考えるよう求めたことで関係者間にも「モヤっと」が広がっています（コラム：「モヤっとの時代に求められる医師像」を参照）。

　これは見方によっては告知に関して「物議を醸した」とか「波紋を呼んだ」ともとれます。「モヤっと」にはもともとネガティブなイメージがあります。靄（もや）が立ち込めたように，ぼんやりとはっきりしない様子を表したのが原義であったようですが，それが比喩的に人の気持ちや物事の状態などに用いられました。辞書的には「ごたごた言い争うさま」「心にわだかまりがあって，さっぱりしないさま。もやくや」などの意味があります。コンフリクトも「紛争」という日本語訳があてられていたり，心理学では伝統的に「葛藤」と訳されてきたという歴史もあります[2]。

　海外の研究でも，関係者間にコンフリクトが生まれることで意思決定がうまくいかなくなる，投薬ミスが起こる，患者の病状が悪化する，あるいは死に至るなどと報告されています[3]。つまり，コンフリクトが「悪い」結

果を招くネガティブなものという前提のもと，だからきちんと管理しなければいけない（コンフリクト・マネジメント）という論調が主流でした[4]。

「モヤっと」があるからこそ，問題の全容が見えてくる

　しかし，この事例を見ると，「モヤっと」の異なる一面も見えてくるはずです。モヤっとしたからこそ，船木先生は他職種の意見に耳を傾けることができました。モヤっとに背中を押されるようにして広く意見を募ったからこそ，病棟看護師からのフォローを取りつけ，作業療法士や担当看護師を通して松井さんや妻の想いも把握できました。

　なにより，松井さんは告知にあたって丁寧に細かく説明しても，かえって本人を長く苦しめる結果になりやすいこともわかりました（コラム：「患者とどこまで情報共有するか」を参照）。これは「告知するならきちんと」と思っていた船木先生には全く予想外のことでした。「モヤっと」をきっかけに，**表1**のような全体像が見えてきてはじめて，自分のする（した）ことの意味がわかるようになったのです。

　本事例でこの全体像を得る推進力となったのが「モヤっと」です。Conflict はラテン語の conflictus（"to strike together"）が語源とされます。Together は一緒に，strike は打ち壊すことで，これは新しく創造することも意味しています。Conflict には互いがもつ偏った世界観を打ち壊し，対話を通して新しい世界観を創造するという含意があります。事実，船木先生にとっては，「モヤっと」を通して見えた世界は予想を超えたものでした。

とはいえ，情報が集まるほど「モヤっと」が減るわけではない

　「あぶない，あぶない。何も考えず告知していたら大変なことになっていた」と，ほっとしたのも束の間。「とはいえ，結局はどうするのが一番いいんだろう。担当看護師が言うように妻にまず告知したとしても，いま

表1　本事例で得られた情報の全体像（文献[5]を参考に筆者作成）

	初期	中期	後期
得られた情報	・アルコール依存症がある ・神経質な性格である ・介護者である妻がいる ・歩行が不安定で転倒の危険がある ・本人は2階の生活を希望している ・断酒後もパーキンソン症状が残り，幻視，被害妄想，認知機能の変動もある ・認知症の可能性が高い	・認知症を告知すべきという他職種が多い ・妻は病気があれば知りたいと希望している ・本人も知りたい ・でも妻は患者に伝えてほしくないと言う ・本人は胃癌の告知に長く苦しんできた ・いまもうつ状態で考え方に偏りがある ・担当看護師は妻にまず告知すべきと考える	・自律尊重原則 ・無危害原則 ・認知症の人との医療選択と意思決定支援のガイド ・癌などの告知に対する日本人の意識調査の結果はあるが，認知症は含まれず，しかも10年前のものである
情報の特徴	治療や予後予測のために必要な情報	関係者の思いや感情，人間関係に関する情報	原理原則や文化的背景
アプローチした不確実性の種類[3]	技術的不確実性 Technical Uncertainty	人的不確実性 Personal Uncertainty	概念的不確実性 Conceptual Uncertainty
対応のしやすさ	対応しやすい	一部対応できる	対応しにくいつまり，原理原則がわかっても目の前にいる患者に適用するのは難しい

私が抱えている苦悩を今度は妻に負わせることになるのではないか」「しかも本人に告知しないのに妻に伝える，というのはそれこそ倫理的に問題ではないのだろうか」と再び船木先生はモヤモヤしてきました。もちろん，多くの情報が手に入ったことで以前よりじっくりと考えることはでき

ます。考える材料があるからです。

　一方でそれで明解な決断を下しやすくなったかというと残念ながらそうでもありません。もとより，表１にある原理原則や文化的背景のように，わかっても目の前にいる患者に適用するのが難しい類いの情報もあります。逆に無知だった以前のほうが世界は単純に見えていた気もします。つまり「いまは本人に病名を告知すべきだし，その後の精神的なサポートができることが重要であって，基本告知はする，そういう時代なのだ」で終えていれば何もここまで悩まなかった，とも思えるのです。

　実際，医師のなかには，こうして信頼できるかわからない情報に振り回されたり，それを集めるのに変に時間を取られるよりは，いま自分がもっている信頼できる情報だけから明確な像を描くほうが患者のためになる，と思う人もいるようです[6]。でも，それは問題の詳細や全体像を把握する努力を放棄して，複雑な問題を無理やり単純化する行為に他なりません。これをする本人はスッキリするかもしれませんが，その周囲の人は非常にモヤモヤしますし，往々にして一番被害を被るのは弱い立場にある患者とその家族です。

　繰り返しますがモヤっとするから，私たちは全体像を把握しよう，よりよい解決策を探そうと，駆り立てられるのです。逆説的かもしれませんが，あえてスッキリを目指さず，「モヤっと」をうまく「飼い慣らす」くらいの気持ちが私たちには必要なのかもしれません。

モヤっとの「ちょうどよい塩梅」を目指す

　ただ，人はあまりにモヤモヤしてくると問題に圧倒され，疲れ果て，終いには問題から目を背けてしまいます。また，モヤっとすることをもって「深みのある」連携のように思い込んでしまうと，周りがさも「連携していない」かのように見えて，ますます自分いじめの快感に溺れて，独善的になってしまいます。逆に「モヤっと」が弱すぎて現状に安住してしまってもいけません。告知のように複雑な問題に対応するには，「モヤっと」

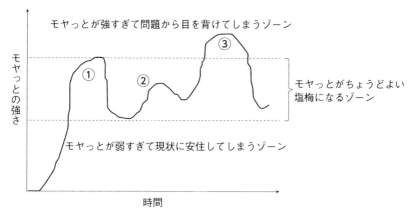

図1　事例における船木先生の「モヤっと」の推移（文献[8]を参考に筆者作成）

が図1に示す「ちょうどよい塩梅」におさまるように，上手に導かねば
なりません。モヤっとは個人内（患者，家族，他職種，もちろん自分に
も），個人間のどちらにも起こります。それらを適宜モニターして，要す
れば強めたり弱めたり，こまめにリードする必要があると言われています[7]。
　これは思ったより骨の折れることです。具体的に見ていただいたほう
が，イメージがつきやすいと思うので，この個人内（今回は船木先生）の
モヤっとの移り変わりに着目しながら，松井さんのその後を見ていきま
しょう。なお，個人間の「モヤっと」については第12章で詳しく扱いま
した。ここで参考にする図1は縦軸に「モヤっと」の強さを，横軸に時間
軸をとっています。

船木先生の「モヤっと」の推移と松井さんのその後

　入院当初，船木先生は松井さんに「断酒後，体は徐々に回復してくる」
と説明しました。その言葉を信じて熱心にリハビリテーションに励む松井
さんの姿を見るのは医師として嬉しく，そのときは思いのすれ違いは感じ

ていませんでした。しかし，それが急に「モヤっと」してきます（①）。レビー小体型認知症ではないかという疑念が膨らむにつれ，「このままでいいのだろうか」とモヤモヤしてきたからです。そして告知すべき，という他職種の意見を聞くにつれ，今度は「そう思っていたのは自分だけではなかったんだ」とほっとして「モヤっと」度は少し減ります。しかし，今度は「本人へ告知しないでほしい」という妻の思いを知ったことで再び思いのすれ違いを自覚して「モヤっと」してきます（②）。

　そして最後は「やはり，松井さんへ告知したほうがいいのではないか」と強く思う機会があり，モヤモヤが大きくなってきます（③）。つまり，まず妻にのみ告知しましたが，その後の治療によって松井さんの認知機能やうつ状態がかなり改善してきたためです。それでも妻は本人への告知を頑なに拒み，船木先生のモヤモヤは極限に達します。「それが家族の意向であれば仕方ない」「もうこれ以上，私にできることなんてない」と問題から目を背けがちになります。退院の準備など，より現実的な話題が出てきたのもあって，できるだけそちらの課題に集中することで，モヤっとが強くなりすぎないよう，姑息的に対処もしていました。

　その後も松井さんはリハビリテーションに励み，驚くべきことに退院後，望んでいた2階での生活を実現しました。20段以上ある階段を一日4往復もしているといいます。妻からも次のような話を聞かされ，船木先生の「モヤっと」はぐっと減ってきます。

　あの人，一緒に桜を見に行こうとか，これからは旅行もしたいねと言うんです。今までそんなこと言ったこともなかったのに。そんなことを言う夫を見ていると，「ああ，これでよかったんだな」と思います。でも，優しい言葉は毒ですね。泣きそうになっちゃうんです。だから，心のなかで夫に謝るんです。「ごめんね，あなたは認知症なのよ。旅行はできないかもしれないよ，でも許して」って。先生に勧めていただいた本も読みました（レビー小体型認知症に向き合った当事者の方がその体験について綴った本）。でも，やっぱりうちの夫とは違います。夫はそんな前向きになれ

る人じゃないから。だから，これでよかったんだと思います。

災い（みんなで）転じて福と為す―「モヤっと」の本当の意味―

　「モヤっと」にネガティブな側面があることは否定しません。もめごと
は悪い，解決しなければいけないという「紛争罪悪感」「紛争解決至上主
義」に私たちは陥りがちになると指摘されています[9]。歴史的にも「モ
ヤっと」によい面があるとか，組織の成長にとってはむしろ必要なのだと
いう見方は，1970 年代になって出てきた新しいものです。特に日本では
誰かを憎むとか，嫌うとかの「悪い」感情が場に穢れをもたらす，場の空
気を悪くするという「空気信仰」があり，そうした心性では「モヤっと」
のポジティブな力は見落とされがちとも言われます[10]。

　でも，もしそこに同時に創造的な意味合いも見てとれれば，松井さんと
私たち関係者に訪れたような予想を超えた世界と出会う「転機」を与えて
くれている，ともいえるかもしれません。

　このように一歩踏み込むことによって失敗する恐れはあるものの，成功
のあかつきには得るものが多い転機のことをリスク（risk）といいます。
リスクは失敗を恐れて行動を起こさなければ何も得られませんし，何も行
動を起こさないとより悲惨な結果を招く可能性すらあります。格言を当て
はめると「虎穴に入らずんば虎子を得ず」でしょうか。うまくいくと「災
い（みんなで）転じて福と為す」という表現がしっくりきます。

　また，「モヤっと」には「ちょうどよい塩梅を目指す」というように，
事前に大きな被害を受ける状況を想定してある程度対応策を検討しておく
こともできます。その場になって慌てずに間違いのない対応ができるよう
準備することもできる，この転機のことをハザード（hazard）といいま
す。格言でいえば「備えあれば憂いなし」でしょうか。

　「モヤっと」の対応に慣れないときは，それが非常に危険なデインジャー
（danger）に見えたり，うまく対処しないと，決定的なダメージを負うこ
とになりかねないクライシス（crisis）と感じるかもしれません。パーソ

ナリティ心理学の研究では「モヤっと」のようなイベントを成長と新たな学びの機会として捉え，自ら積極的に働きかけられる人はハーディネス（心のタフさ）があり健康度が高いことも知られています[11]。みなさんは，「モヤっと」をどのように捉えていますか？

文　献

1）成本迅：「認知症高齢者の医療選択をサポートするシステムの開発」プロジェクト─認知症の人の医療選択と意思決定支援─. クリエイツかもがわ，京都，2016.
2）和田仁孝：コンフリクト・マネジメント研究と医療. 医療コンフリクト・マネジメント，1；1-12，2012.
3）Jameson, J.K. and Albada, K.F. : Conflict management in health care settings. In : (eds.), Oetzel, J.G. and Ting-Toomey, S. The Sage Handbook of Conflict Communication : Integrating Theory, Research, and Practice, 2nd ed., Sage, Los Angeles, p.429-456, 2013.
4）Robbins, S.P. : Conflict management and conflict resolution are not synonymous terms. Calif. Manage. Rev., 21 (2) ; 67-75, 1978.
5）Hall, K.H. : Reviewing intuitive decision-making and uncertainty : The implications for medical education. Med. Educ., 36 ; 216-224, 2002.
6）Rice, K., Zwarenstein, M., Conn, L.G. et al. : An intervention to improve inter-professional collaboration and communications : A comparative qualitative study. J. Interprof. Care, 24 (4) ; 350-361, 2010.
7）Mosadeghrad, A.M. and Mojbafan, A. : Conflict and conflict management in hospitals. Int. J. Health Care Qual. Assur., 32 (3) ; 550-561, 2019.
8）Thygeson, N.M. : Implementing adaptive health practice : A complexity-based philosophy of health care. In : (eds.), Sturmberg, J.P., Martin, C.M. Handbook of Systems and Complexity in Health, Springer, New York, p.661-684, 2013.
9）千葉正士：法と紛争. 三省堂，東京，1980.
10）山本七平，小室直樹：日本教の社会学. 講談社，東京，1981.
11）Little, B.R. : Me, Myself, and Us : The Science of Personality and the Art of Well-being. Harpers Collins, New York, 2014.（小島修訳：自分の価値を最大にするハーバード心理学講義. 大和書房，東京，2016.）

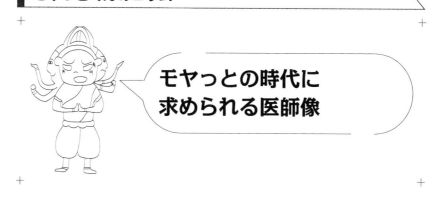

多職種連携のいま，これからを学ぶ
モヤっとくんのコラム

モヤっとの時代に求められる医師像

　みなさんがもつ大病院の医師のイメージとはどんなものでしょうか。もしかかりつけ医に重大な病があるかもと言われ，大病院を紹介されたときに，そこであなたを迎える医師はどんな人であってほしいですか。私はやはり「お医者さま」を思い浮かべます。思わず両手を合わせて祈り，救いを求めたくなる神さま，仏さまのような存在としての医師です[1]。

　山崎豊子の長編小説「白い巨塔」に出てくる財前五郎と里見脩二の2人の医師は，まさにこのようなお医者さまでしょう。財前は浪速大学第一外科の助教授であり，次期教授を狙う新進気鋭の医師として描かれています。一方，財前の同窓である第一内科助教授，里見は患者を第一に考えて臨床や研究に励む医師です。この小説は2人を通して医局制度など，当時の医学会の腐敗を鋭く追求する社会派小説でもあります。

　どちらの医師も優れた医学的知識をもち，私生活を犠牲にして仕事に尽くし，現場では悩みながらも1人で難しい決断を下す，孤高の医師（lone physician）であることは共通しています。これに対し，本章で出てきた医師はちょっと違います。告知するかどうか，モヤっとしたらあえて1人で決めません。正解がない複雑な問題に対しては，たとえ診断告知のような医行為であっても自分1人（つまり，"I"）ではなく，関係者みんな（"We"）で答えを出そうとします。

　サンフランシスコ総合病院のSabaはこのような"We"の医師を協働的なオ

表1　患者と医師（医療者）の関係性の変遷[3]

	ステップ	医師（医療者）と患者の関係
1	盲目的追従	神のような存在。救いを求める。
2	消極的懐疑	父子関係。疑い始める。
3	積極的懐疑	親離れの時期。対立が生じる。
4	協働作業	対等の関係。対話する。
5	変える，教育する	新しい医療を創造する。医療者を育て，教育する。

ルタナ医師（collaborative alternative physician）と呼んでいます[2]。オルタナ（alternative）とは，「もうひとつの選択，代わりとなる，代替手段」という意味です。日本ではロックの一ジャンルであるオルタナティブ・ロックを指すことが多いでしょうか。つまり，大手レコード会社主導の商業主義的な産業ロックやポピュラー音楽とは一線を画し，時代の流れに捕われない普遍的な価値を求める音楽シーンのことです。オルタナ医師も，孤高の医師とは一線を画す，もうひとつの医師像というわけです。

孤高の医師も「モヤっと」する

　もちろん，孤高の医師も複雑な問題にモヤっとはします。しますが，個人内の現象としてそれを留めるので，周囲は問題で考えこんだり決断に迷うことはありません。加藤[3]によれば，周囲の人が医師の判断がたとえ悪い結果になったとしても，それを仕方がなかったものとして受け止められる「盲目的追従者」であればこのモデルがぴったりです（**表1**）。患者さんも迷うことが少なく，余計なことを考えたり心配をしなくて済むというよい面があります。しかし，このモデルはいまや高齢者や地方でわずかに残る程度といいます[3]。私たちの勉強会でも，「いまだにクローズドな医師がいる」というように孤高の医師は時代の流れについていけない「残念な」医師というニュアンスでしばしば登場します。

　患者さんを含め周囲のみんなが盲目的追従者という特殊な状況を除いては，私たちは協働的なオルタナ医師モデルを取り入れる必要があります。そうでないと，患者さん，家族，他職種との間に禍根を残したり，最悪，白い巨塔のよ

うに訴訟問題に発展するかもしれません。周りの要請に応じて，その時々に求められる医師像を自ら問い直す力が，私たちに必要とされているともいえます。この医師像の問い直しは，医学生が医学教育を通して，自分を「一市民」から「医師」へと自己規定する過程でもすでに起こっていると指摘されています[4]。おもしろいことに医学生のなかにも，「スーパーマンのような医師」に憧れて医学部に入学してくる人もおり，Green[4] による研究では臨床の現実を目の当たりにしてそれがガラガラと崩れていく，いわゆるリアリティ・ショックについて，医学生の描くマンガをもとに生き生きと描写されています。

文　献

1) Morishita, M. and Nishigori, H. : Doctors as objects of worship : Reconsidering doctors' competency based on cultural context. TAPS, 4 (3) ; 99–101, 2019.
2) Saba, G.W., Villela, T.J., Chen, E. et al. : The myth of the lone physician : Toward a collaborative alternative. Ann. Fam. Med., 10 (2) ; 169–173, 2012.
3) 加藤眞三：患者と医師(医療者)の関係性の変遷．Voluntary Healthcare Organization Net（http://www.vho–net.org/–患者と医師（医療者）の %20 関係性の変遷.html）（2021 年 4 月 1 日現在）
4) Green, M.J. : Comics and medicine : Peering into the process of professional identity formation. Acad. Med., 90 (6) ; 774–779, 2015.

終 わ り に

　冒頭にも述べましたが，私自身は本書を通して，多職種連携におけるモヤっとを，単に「解消する」だけではなく「飼い慣らし」，さらには「活かす」という，新たな視点を提示したいと思いました。専門職の価値観，立場，お互いの正しさについての考え方，受けてきた教育経験などがぶつかってモヤっとが起こるとしたら，プロフェッショナルであることを目指す私たちのすぐそばには，いつもモヤっとがいるはずだからです。モヤっとについてもっと肯定的で，役立ち，さらには創造的な未来を見て取れる，そんなストーリーや物語が手に入るようになれば，私たちはもっとよい医療を提供できると思ったのです。

　また，みなさんのなかには多職種連携のモヤっとについて，何らかの解決策を求めて本書を手にとって下さった方も多いかと思います。もちろん解決策が見つかった，あるいはそこまでいかなくてもヒントが得られた，というのであれば望外の喜びです。一方で，もしかするとみなさんが探していた「真の」解決策はここには載っていないかもしれない，との不安も私にはあります。こんなことを「終わりに」で述べては，ちゃぶ台をひっくり返すようで実に申し訳ない気もするのですが，これはとても大切なことなので，最後にきちんと触れておきたいと思います。

　10年ほど前，ある大学で私が初めて多職種連携ワークショップの企画に関わったときのことです。ミーティングのなかで同じ企画者の先生から「解決策を求めて参加してくる人がいるけど，それを研修の目標とすべきではないよね」という趣旨の話がありました。当時の私は，企画者の一人ではありましたが，まだまだ連携のいろはを学び始めたばかりで，その言葉の意味することがよくわかりませんでした。自身でさえも現場でのモヤっとを「解決したい」と思ってここに来ているのに，それを研修目標とすべきではないとはいったいどういう了見なのだろうかと，まさしく「モヤっと」したのを覚えています。

　その後，日々の臨床のなかで多職種連携について試みたり，苦い思いを味わったりしました。自分なりの持論をもち，より自信ある歩みをするための内省の機会も得ることができました。つまり，多施設の多職種とのオンライン勉強会のなかで持論を修正したり，既存の理論と突き合わせて言語化したりして，それがまたよりスケールの大きい次の連携実践につながるという，すばらしい経験を積むことができました。そうしてできあがった持論は唯一無二のもので，上辺だけの原理原則や，きれいごとに近い「べき論」とは違う，使い倒せる持論です。省察的実践で名高い Schön はそうした使える持論をセオリー・イン・ユース（theory-in-use）と呼び，前者の「エスパウズド（建前の）セオリー（espoused theory）」とは区別しています[1]。

　本書は，オンライン勉強会で出てきた「これは現場で使える！」という打開策，まさしくセオリー・イン・ユースを集めたものです。でも，その厳選されたセオリー・イン・ユースでさえ，日々，改定に改定を重ね，それを書き換えていかないとすぐに使いにくくなってしまいます。そもそも使える持論というのはパーソナルで，ローカルで，タイムリーなものであり，他の人に，違う場所でも，あるいはフェーズが異なってもフィットするには，適宜アップデートやカスタマイズが必要なのかもしれません。このまさしく「雲をつかむような」感覚を言い当てた，芥川賞作家の川上弘美「蛇を踏む」の一節があります[2]。

> 　遂に言ったと思った。今まで不明にしてきたことを不明でなくした。わからないふりをしていたことをわかった。ただし何百年も争ってきたわりにはいやに単純なことではあった。なぜ今までこんな単純なことを言えなかったのか，またわからなくなった。わからなくなって，ふたたび単純なことではなくなってしまった。
>
> 　　　　　　　　　　　　──川上弘美「蛇を踏む」より引用[2]

　セオリー・イン・ユースというのはまさしく「遂に言ったと思ったの

に，ふたたび単純なことではなくなってしまった」という類いのものです。もちろん，本書を読んでみなさんが多職種連携におけるモヤっとについて，明日へのヒントを得ることができたのなら，この上ない喜びです。でも，ピカピカ輝く新しい理論や概念を身につけて，自分の悩みや直面している複雑な問題について語ることができたとしても，それが明日の解決につながるにはみなさん自身の持論に磨き上げていくことが不可欠であると，私は思うのです。セオリー・イン・ユースとは本来，そのような性質をもったものだということを忘れないでいただきたいと思います。

本書は様々な人の思いが紡がれ，つながり，結実して生まれました。これまで一緒にオンライン勉強会をしてきたみなさん，そのグループで主催した多職種連携ワークショップに参加して下さった全国の多施設多職種のみなさん，私たちの取り組みはいつもみなさんによって勇気づけられ，磨かれてきました。本当に感謝しています。そして，貴重なご意見をいただきました三重県立こころの医療センターの森川将行院長，大阪大学医学部産婦人科の木村正教授，本書の出版を引き受けて下さった星和書店の石澤雄司社長，編集を担当して下さった岡部浩さんには，心より感謝申し上げます。

最後に「多職種連携モヤっと研究会」は今もなお現在進行形で発展し続けているグループです。私自身，できるかぎりその展開を追いかけ，体験し，皆さんに発信できるよう，今後も多職種連携のモヤっとに対する学びを続けていきたいと思います。今後ともどうぞよろしくお願いいたします。

2021 年 10 月吉日
多職種連携モヤっと研究会
代表　佐野　樹

1）Schön, D.A. : The Reflective Practitioner : How Professionals Think in Action. Basic Books. Wallace, B.A., New York, 1983.（柳沢昌一，三輪建二監訳：省察的実践とは何か—プロフェッショナルの行為と思考—．鳳書房，東京，2007.）
2）川上弘美：蛇を踏む．文春文庫，東京，1999.

●執筆者紹介（五十音順）

上原　優子（うえはら　ゆうこ）

医療ソーシャルワーカー（社会福祉士／精神保健福祉士）

大阪市立大学医学部附属病院小児科にて，小児心身症，発達障害，Ⅰ型糖尿病の支援などに従事。堺市衛生部地域保健課を経て，国立病院機構榊原病院で精神保健福祉士として勤務。現在，大阪大学医学部附属病院の総合周産期母子医療センター専従の医療ソーシャルワーカー

大下　順子（おおした　じゅんこ）

看護師

三重県立こころの医療センター精神科救急病棟病棟師長

北　恵都子（きた　えつこ）

看護師・保健師。専門は精神看護

岐阜協立大学看護学部講師

佐野　樹（さの　いつき）【編者】

医師。精神保健指定医。専門は精神医学，多職種連携

多職種連携モヤっと研究会代表

三重県立こころの医療センター精神科医長

名古屋大学大学院医学研究科総合医学教育センター研究生

京都大学大学院医学研究科医学教育・国際化推進センター研究協力員

橋本　麻由里（はしもと　まゆり）

看護師。専門は医療機関における看護職者の人材育成・マネジメント

岐阜県立看護大学看護学部教授

モヤっとを上手に活かす多職種連携

2021 年 12 月 7 日　初版第 1 刷発行

編　　者　佐　野　　樹

発　行　者　石　澤　雄　司

発　行　所　株式会社 星　和　書　店
　　　　　　〒168-0074　東京都杉並区上高井戸 1-2-5
　　　　　　電 話　03（3329）0031（営業部）／03（3329）0033（編集部）
　　　　　　FAX　03（5374）7186（営業部）／03（5374）7185（編集部）
　　　　　　http://www.seiwa-pb.co.jp

印刷・製本　中央精版印刷株式会社

医師のためのコミュニケーション技術

患者やその家族との話し合いを効果的に行うためのガイド

ピーター・マグワイア 著
若林佳史 訳

A5判　256p　定価：本体2,900円＋税

医療コミュニケーション入門

コミュニケーション・スキル・トレーニング

町田いづみ，保坂隆 著

四六判　196p　定価：本体1,800円＋税

認知症診療連携マニュアル

日本総合病院精神医学会治療指針 8

日本総合病院精神医学会　認知症委員会 編

四六変型判　200p　定価：本体2,800円＋税

精神科リエゾンチーム活動指針

日本総合病院精神医学会治療指針 9

日本総合病院精神医学会　リエゾン多職種委員会 編

四六判変型　120p　定価：本体1,800円＋税

発行：星和書店　http://www.seiwa-pb.co.jp

統合失調症治療イラストレイテッド

シリーズ治療・イラストレイテッド　1

渡邉博幸 著

A5判　132p　定価：本体2,000円＋税

精神科医の戦略＆戦術ノート

精神科救急病棟で学んだこと

白鳥裕貴 著

四六判　292p　定価：本体2,500円＋税

改訂新版
精神科の専門家をめざす

福田正人 編著

四六判　328p　定価：本体2,800円＋税

精神科臨床を始める人のために

精神科臨床診断の方法

中安信夫 著

四六判　80p　定価：本体1,900円＋税

発行：星和書店　http://www.seiwa-pb.co.jp

日常診療における精神療法：
10分間で何ができるか

中村 敬 編

A5判　256p　定価：本体2,200円＋税

うつ病診療における精神療法：
10分間で何ができるか

中村 敬 編

A5判　248p　定価：本体2,200円＋税

日常診療における
成人発達障害の支援：
10分間で何ができるか

中村 敬 編

A5判　280p　定価：本体2,200円＋税

精神科における
予診・初診・初期治療

笠原 嘉 著

四六判　180p　定価：本体2,000円＋税

発行：星和書店　http://www.seiwa-pb.co.jp